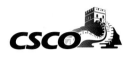

中国临床肿瘤学会（CSCO）
宫颈癌诊疗指南
2023

GUIDELINES OF CHINESE SOCIETY OF CLINICAL

CERVICAL CANCER

中国临床肿瘤学会指南工作委员会　组织编写

人民卫生出版社
·北京·

图书在版编目（CIP）数据

中国临床肿瘤学会（CSCO）宫颈癌诊疗指南 . 2023 /
中国临床肿瘤学会指南工作委员会组织编写.—北京：
人民卫生出版社，2023.8
　ISBN 978-7-117-35114-0

　Ⅰ.①中…　Ⅱ.①中…　Ⅲ.①子宫颈疾病－癌－诊疗
－指南　Ⅳ.①R737.33-62

　中国国家版本馆 CIP 数据核字（2023）第 140372 号

| 人卫智网 | www.ipmph.com | 医学教育、学术、考试、健康，购书智慧智能综合服务平台 |
| 人卫官网 | www.pmph.com | 人卫官方资讯发布平台 |

中国临床肿瘤学会（CSCO）宫颈癌诊疗指南 2023
Zhongguo Linchuang Zhongliu Xuehui（CSCO）Gongjing Ai Zhenliao Zhinan 2023

组织编写：中国临床肿瘤学会指南工作委员会
出版发行：人民卫生出版社（中继线 010-59780011）
地　　址：北京市朝阳区潘家园南里 19 号
邮　　编：100021
E - mail：pmph @ pmph.com
购书热线：010-59787592　010-59787584　010-65264830
印　　刷：三河市宏达印刷有限公司
打击盗版举报电话：**010-59787491**　E-mail：**WQ @ pmph.com**
质量问题联系电话：**010-59787234**　E-mail：**zhiliang @ pmph.com**
数字融合服务电话：**4001118166**　E-mail：**zengzhi @ pmph.com**

经　　销：新华书店
开　　本：787×1092　1/32　印张：3
字　　数：80 千字
版　　次：2023 年 8 月第 1 版
印　　次：2023 年 8 月第 1 次印刷
标准书号：ISBN 978-7-117-35114-0
定　　价：42.00 元

中国临床肿瘤学会指南工作委员会

组　长　徐瑞华　　李　进

副组长　（以姓氏汉语拼音为序）

中国临床肿瘤学会（CSCO）
宫颈癌诊疗指南

2023

组　　长　吴令英　李　力

副　组　长（以姓氏汉语拼音为序）

黄曼妮　李贵玲　娄　阁　吴小华　张师前　周　琦

专家组成员（以姓氏汉语拼音为序）（* 为执笔人）

安菊生 *　中国医学科学院肿瘤医院妇瘤科

陈建国　广东省人民医院妇产科

范江涛　广西医科大学第一附属医院妇产科

高　琨　广西医科大学附属肿瘤医院妇科

哈春芳　宁夏医科大学总医院妇科

胡爱民　江西省肿瘤医院妇瘤科

黄曼妮 *　中国医学科学院肿瘤医院妇瘤科

黄向华　河北医科大学第二医院妇科

江　萍　　北京大学第三医院放疗科

居杏珠　　复旦大学附属肿瘤医院妇瘤科

李　力　　广西医科大学附属肿瘤医院妇科

李　莉　　新疆医科大学附属肿瘤医院妇外一科

李东红　　陕西省肿瘤医院妇瘤科

李贵玲*　华中科技大学同济医学院附属协和医院肿瘤中心

李魁秀　　河北医科大学第四医院妇瘤科

李艳芳　　中山大学肿瘤防治中心妇科

林　安　　福建省肿瘤医院妇科

刘开江　　上海交通大学医学院附属仁济医院妇瘤科

刘乃富　　山东第一医科大学附属肿瘤医院妇科

娄　阁*　哈尔滨医科大学附属肿瘤医院妇科

宋　艳*　中国医学科学院肿瘤医院病理科

孙志华　　江苏省肿瘤医院妇瘤科

王　珂　　天津医科大学肿瘤医院妇瘤科

王建东　　中华医学会北京分会

王永军　　北京大学第四临床医学院妇产科

吴　强　　江苏省肿瘤医院妇瘤科

吴令英[*]　中国医学科学院肿瘤医院妇瘤科

吴小华[*]　复旦大学附属肿瘤医院妇科

邢艳霞　　青海省第五人民医院（青海省肿瘤医院）妇科

熊慧华　　华中科技大学同济医学院附属同济医院肿瘤科

阳志军[*]　广西医科大学附属肿瘤医院妇科

杨兴升[*]　山东大学齐鲁医院妇产科

袁光文[*]　中国医学科学院肿瘤医院妇瘤科

袁建林　　新疆医科大学附属肿瘤医院妇外三科

张红平　云南省肿瘤医院妇科

张师前[*]　山东大学齐鲁医院妇产科

张云艳[*]　哈尔滨医科大学附属肿瘤医院放疗科

郑爱文　浙江省肿瘤医院妇瘤科

周　琦[*]　重庆大学附属肿瘤医院妇瘤科

朱　红　中南大学湘雅医院肿瘤科

朱根海　海南省人民医院妇产科

朱笕青　浙江省肿瘤医院妇瘤科

邹　文　中南大学湘雅二医院肿瘤中心

邹冬玲　重庆大学附属肿瘤医院妇瘤科

协 助 编 写（以姓氏汉语拼音为序）

李晓琦　复旦大学附属肿瘤医院妇科

于　浩　山东第一医科大学附属肿瘤医院妇科

赵羽西　中国医学科学院肿瘤医院妇瘤科

　　基于循证医学证据、兼顾诊疗产品的可及性、吸收精准医学新进展，制定中国常见肿瘤的诊断和治疗指南，是中国临床肿瘤学会（CSCO）的基本任务之一。近年来，临床诊疗指南的制定出现新的趋向，即基于诊疗资源的可及性，这尤其适合于发展中国家，以及地区差异性显著的国家和地区。中国是幅员辽阔、地区经济和学术发展不平衡的发展中国家，CSCO 指南需要兼顾地区发展差异、药物和诊疗手段的可及性及肿瘤治疗的社会价值三个方面。因此，CSCO 指南的制定，要求每一个临床问题的诊疗意见根据循证医学证据和专家共识度形成证据类别，同时结合产品的可及性和效价比形成推荐等级。证据类别高、可及性好的方案，作为 I 级推荐；证据类别较高、专家共识度稍低，或可及性较差的方案，作为 II 级推荐；临床实用，但证据类别不高的，作为 III 级推荐。CSCO 指南主要基于国内外临床研究成果和 CSCO 专家意见，确定推荐等级，以便于大家在临床实践中参考使用。CSCO 指南工作委员会相信，基于证据、兼顾可及、结合意见的指南，更适合我国的临床实际。我们期待得到大家宝贵的反馈意见，并将在指南更新时认真考虑、积极采纳合理建议，保持 CSCO 指南的科学性、公正性和时效性。

中国临床肿瘤学会指南工作委员会

目录

CSCO 诊疗指南证据类别

证据特征			CSCO 专家共识度
类别	水平	来源	
1A	高	严谨的 meta 分析、大型随机对照研究	一致共识 （支持意见 ≥80%）
1B	高	严谨的 meta 分析、大型随机对照研究	基本一致共识 （支持意见 60%～<80%）
2A	稍低	一般质量的 meta 分析、小型随机对照研究、设计良好的大型回顾性研究、病例 - 对照研究	一致共识 （支持意见 ≥80%）
2B	稍低	一般质量的 meta 分析、小型随机对照研究、设计良好的大型回顾性研究、病例 - 对照研究	基本一致共识 （支持意见 60%～<80%）
3	低	非对照的单臂临床研究、病例报告、专家观点	无共识，且争议大 （支持意见 <60%）

CSCO 诊疗指南推荐等级

推荐等级	标准
I 级推荐	**1A 类证据和部分 2A 类证据** CSCO 指南将 1A 类证据，以及部分专家共识度高且在中国可及性好的 2A 类证据，作为 I 级推荐。具体为：适应证明确、可及性好、肿瘤治疗价值稳定，纳入《国家基本医疗保险、工伤保险和生育保险药品目录》的诊治措施
II 级推荐	**1B 类证据和部分 2A 类证据** CSCO 指南将 1B 类证据，以及部分在中国可及性欠佳，但专家共识度较高的 2A 类证据，作为 II 级推荐。具体为：国内外随机对照研究，提供高级别证据，但可及性差或者效价比不高；对于临床获益明显但价格较贵的措施，考虑患者可能获益，也可作为 II 级推荐
III 级推荐	**2B 类证据和 3 类证据** 对于某些临床上习惯使用，或有探索价值的诊治措施，虽然循证医学证据相对不足，但专家组意见认为可以接受的，作为 III 级推荐

1 宫颈癌概述

宫颈癌发病率居妇科三大恶性肿瘤之首，是导致女性癌症死亡的第四大原因。2020 年全世界约有 60.4 万例宫颈癌新发病例和 34.2 万例死亡病例，其中我国新发病例 10.97 万例，死亡病例 5.9 万例。因此，规范宫颈癌的预防、诊断和治疗是提高我国女性身体健康水平的关键。人乳头瘤病毒（HPV）是宫颈癌的主要致病因素，规范化宫颈癌筛查至关重要。病理是诊断宫颈癌的"金标准"，盆腔磁共振成像（MRI）可用于评估局部病灶，复发转移宫颈癌推荐进行分子病理诊断。对于初治宫颈癌，以手术和放疗为主，辅以化疗、靶向治疗、免疫治疗等。随着"早期低危"宫颈癌的概念出现及相关研究进展，在保留生育的患者中可考虑采用保守性手术治疗。早期宫颈癌术后辅助放疗根据病理类型不同，放疗标准不一。放疗适用于各期宫颈癌，特别是局部晚期宫颈癌。复发转移宫颈癌以局部治疗、系统性治疗和免疫治疗为主。近年来，免疫检查点抑制剂在宫颈癌治疗中效果显著并且应用前移。宫颈癌治疗后的随诊和规范化的检查也是必不可少的。本指南参考美国国家综合癌症网络（National Comprehensive Cancer Network，NCCN）指南、国际妇产科联盟（International Federation of Gynecology and Obstetrics，FIGO）指南、欧洲肿瘤内科学会（European Society for Medical Oncology，ESMO）指南，依据最新国内外临床研究结果及国内诊治共识，结合我国国情，为临床实践提供有价值的参考。

2 宫颈癌诊断及检查

2.1 宫颈癌诊断基本原则

		I 级推荐	II 级推荐	III 级推荐
临床诊断		体格检查 妇科检查 [a]		
病理诊断		宫颈细胞学 [b] 子宫颈活检	宫颈锥切 [c]	穿刺细胞学 [d]
实验室诊断		SCC、CEA、CA125、CA19-9 和 NSE 等肿瘤标志物 [e] HPV 检测		
影像诊断	宫颈肿瘤	盆腔 MRI [f]		盆腔 CT
	转移病灶	颈胸腹盆腔 CT，必要时 PET/CT [g]	颈胸 CT + 盆腹腔 MRI	其他相关检查 [h]

【注释】

a 包括双合诊与三合诊检查，推荐 2 名及以上高年资医师进行妇科检查；必要时在麻醉状态下检查；分期判断有分歧时，推荐较早分期。

b 需注意子宫颈腺癌存在细胞学假阴性可能[1]。

c 子宫颈活检无法判断有无浸润、微小浸润癌，需明确浸润深度时，推荐诊断性宫颈锥切。如宫颈及阴道细胞学检查（TCT）结果与阴道镜下活检病理不符，如多次结果为高级别鳞状上皮内病变（high-grade squamous intraepithelial lesion，HSIL），而阴道镜活检病理学检查未予支持时，也推荐诊断性宫颈锥切。

d 腹股沟或颈部淋巴结可疑转移时，推荐活检或细针穿刺细胞学明确。

e 子宫颈鳞癌推荐检测 SCC[2]，子宫颈腺癌推荐检测 CA125[3]，子宫颈胃型腺癌推荐检测 CEA、CA19-9[4]，子宫颈小细胞神经内分泌癌推荐检测 NSE[5]。

f 推荐盆腔 MRI 作为评估子宫颈局部肿瘤首选方法。MRI 存在禁忌证时选择盆腔 CT[6-7]。

g 建议 Ⅰ B1 期以上有条件者行 PET/CT 检查[8]。

h 可疑有骨转移时，推荐骨扫描检查；可疑有膀胱和 / 或直肠受累时，推荐膀胱镜和 / 或肠镜检查。

参考文献

[1] SASIENI P, CASTANON A, CUZICK J. Screening and adenocarcinoma of the cervix. Int J Cancer, 2009, 125 (3): 525-529.

[2] CHARAKORN C, THADANIPON K, CHAIJINDARATANA S, et al. The association between serum squamous cell carcinoma antigen and recurrence and survival of patients with cervical squamous cell carcinoma: A systematic review and meta-analysis. Gynecol Oncol, 2018, 150 (1): 190-200.

[3] GADDUCCI A, TANA R, COSIO S, et al. The serum assay of tumour markers in the prognostic evaluation, treatment monitoring and follow-up of patients with cervical cancer: A review of the literature. Crit Rev Oncol Hematol, 2008, 66 (1): 10-20.

[4] NISHIO S, MIKAMI Y, TOKUNAGA H, et al. Analysis of gastric-type mucinous carcinoma of the uterine cervix: An aggressive tumor with a poor prognosis: A multi-institutional study. Gynecol Oncol, 2019, 153 (1): 13-19.

[5] COHEN JG, KAPP DS, SHIN JY, et al. Small cell carcinoma of the cervix: Treatment and survival outcomes of 188 patients. Am J Obstet Gynecol, 2010, 203 (4): 347.

[6] MANGANARO L, LAKHMAN Y, BHARWANI N, et al. Staging, recurrence and follow-up of uterine cervical cancer using MRI: Updated guidelines of the European Society of Urogenital Radiology after revised FIGO staging 2018. Eur Radiol, 2021, 31 (10): 7802-7816.

[7] SALA E, ROCKALL AG, FREEMAN SJ, et al. The added role of MR imaging in treatment stratification of patients with gynecologic malignancies: What the radiologist needs to know. Radiology, 2013, 266 (3): 717-740.

[8] ATRI M, ZHANG Z, DEHDASHTI F, et al. Utility of PET-CT to evaluate retroperitoneal lymph node metastasis in advanced cervical cancer: Results of ACRIN6671/GOG0233 trial. Gynecol Oncol, 2016, 142 (3): 413-419.

2.2 宫颈癌病理学诊断

标本类型 [a]	I 级推荐		II 级推荐	III 级推荐
	大体检查	镜下检查	免疫组化	生物标志物
活检标本	标本部位 标本数目 标本大小 标本性状	组织学分型 [b] 组织学分级 [c] 淋巴脉管间隙浸润	鉴别诊断免疫组织 化学相关指标 [g]	PD-L1 [h] MMR 或 MSI [h] TMB [h] NTRK [h]
锥切标本	标本描述 标本完整性 标本数目 标本大小 标本性状	组织学分型 [b] 组织学分级 [c] 浸润深度 [d, e] 淋巴脉管间隙浸润 切缘情况 伴发病变 [f]	鉴别诊断免疫组织 化学相关指标 [g]	

宫颈癌病理学诊断（续）

	I 级推荐		II 级推荐	III 级推荐
手术标本	宫颈肿瘤 　部位 　大小 　性状 区域淋巴结 　部位 　数目 其他器官：宫旁、 阴道、宫体、附件、 网膜和腹膜等	组织学分型[b] 组织学分级[c] 浸润深度[d, e] 淋巴脉管间隙浸润 宫旁侵犯 阴道侵犯 淋巴结侵犯 其他器官	鉴别诊断免疫组织 化学相关指标[g]	

【注释】

a　标本离体后应尽快（1h 内）以 3.7% 甲醛溶液固定，固定液体积应为送检样本体积的 4~10 倍。不同标本需遵循相应取材规范[1]。

　　活检标本：描述标本数目、大小、性状，分别取材、全部包埋，如果标本最大径超过 5mm，应垂直于黏膜面对剖、立埋。

锥切标本：测量记录长度（锥高）、宫颈外口（锥底）切缘最大径以及宫颈管内口直径。以锥顶为中心，垂直于管腔黏膜面间隔约 3mm、纵向连续切取管壁全层组织，确保每片组织均含有从宫颈内口至外口的全部黏膜。

手术标本：记录病变部位、外观、切面、浸润间质深度、是否累及阴道壁，测量距阴道壁切缘的最短距离。肿瘤区域以 3mm 间隔连续全层切开宫颈，测量肿瘤浸润的最大深度以及该部位宫颈管壁的厚度。垂直于宫颈管壁纵向切取两侧宫旁组织（含切缘）及附着的部分宫颈管壁组织各 1~2 块。淋巴结应全部取材并标注。

b 组织学分型参考 2020 版 WHO 女性生殖系统肿瘤分类[2]（见病理学部分）。

c 组织学分级见病理学部分。

d 早期浸润癌（ⅠA 期）应注明肿瘤间质浸润深度，测量值以 mm 计；ⅠB 期及以上浸润癌，应描述肿瘤浸润深度占宫颈管壁厚度的三分比，如浸润深度达管壁内 1/3 层、中 1/3 层或者外 1/3 层[1]。

e 早期子宫颈腺癌深度判断存在争议。Silva 分型以组织形态学为基础，采用"浸润方式"取代"传统的浸润深度"对宫颈腺癌进行分类[3-5]（见病理学部分）。

f 伴发病变包括炎症性疾病、囊肿、良性肿瘤和子宫内膜异位症等。需警惕同时存在鳞状上皮和腺上皮病变的可能。

g 生物学标志只具有辅助诊断意义。子宫颈上皮内瘤变分级常用指标 p16 和 Ki67。子宫颈鳞癌和腺癌分为 HPV 相关型和非 HPV 相关型。p16 基本可代替 PCR 检测、HPV DNA 原位杂交、HPV mRNA 原位杂交等技术。其他常用免疫组织化学标志物如 CK7、CK20、CEA、ER、PR、

MUC6、CD56 和 CgA 等[1]。

h 复发、转移或持续性宫颈癌基于生物标志物为指导的全身治疗[6]。宫颈癌免疫检查点抑制剂应用相关指标包括 PD-L1、MMR 或 MSI[7] 和 TMB[8]。子宫颈肉瘤建议 *NTRK* 基因融合检测[9]。

参考文献

[1] 中华医学会病理学分会女性生殖系统疾病学组. 宫颈癌及癌前病变病理诊断规范. 中华病理学杂志, 2019, 48 (4): 265-269.

[2] HÖHN AK, BRAMBS CE, HILLER G, et al. 2020 WHO Classification of female genital tumors. Geburtshilfe Frauenheilkd, 2021, 81 (10): 1145-1153.

[3] DIAZ DE VIVAR A, ROMA AA, PARK KJ, et al. Invasive endocervical adenocarcinoma: Proposal for a new pattern-based classification system with significant clinical implications: A multi-institutional study. Int J Gynecol Pathol, 2013, 32 (6): 592-601.

[4] ROMA AA, MISTRETTA TA, DIAZ DE VIVAR A, et al. New pattern-based personalized risk stratification system for endocervical adenocarcinoma with important clinical implications and surgical outcome. Gynecol Oncol, 2016, 141 (1): 36-42.

[5] SPAANS VM, SCHEUNHAGE DA, BARZAGHI B, et al. Independent validation of the prognostic significance of invasion patterns in endocervical adenocarcinoma: Pattern a predicts excellent survival. Gynecol Oncol, 2018, 151 (2): 196-201.

[6] National Comprehensive Cancer Network. Cervical Cancer (Version 1. 2022).(2021-12-13)[2023-07-12] https://

www. nccn. org/professionals/physician_gls/pdf/cervical. pdf.

［7］ MINION LE, TEWARI KS. Cervical cancer-State of the science: From angiogenesis blockade to checkpoint inhibition. Gynecol Oncol, 2018, 148 (3): 609-621.

［8］ MERINO DM, MCSHANE LM, FABRIZIO D, et al. Establishing guidelines to harmonize tumor mutational burden (TMB): in silico assessment of variation in TMB quantification across diagnostic platforms: phase I of the Friends of Cancer Research TMB Harmonization Project. J Immunother Cancer, 2020, 8 (1): e000147.

［9］ RABBAN JT, DEVINE WP, SANGOI AR, et al. NTRK fusion cervical sarcoma: A report of three cases, emphasising morphological and immunohistochemical distinction from other uterine sarcomas, including adenosarcoma. Histopathology, 2020, 77 (1): 100-111.

3　宫颈癌临床病理分期

宫颈癌分期系统包括国际抗癌联盟和美国癌症联合委员会（UICC/AJCC）的肿瘤、淋巴结、转移（TNM）系统（2021年第9版）[1]和国际妇产科学联盟（FIGO）系统（2018年更新版）[2-3]。

TNM 分期	FIGO 分期	分期标准
T_x		原发肿瘤无法评估
T_0		无原发性肿瘤证据
T_1	I	肿瘤局限于子宫颈（忽略向子宫体的侵犯）
T_{1a}	I A	显微镜下诊断的浸润癌，最大间质浸润深度 ≤5mm
T_{1a1}	I A1	间质浸润深度 ≤3mm
T_{1a2}	I A2	间质浸润深度 >3mm， ≤5mm
T_{1b}	I B	镜下最大间质浸润深度 >5mm；肿瘤局限于子宫颈，测量肿瘤最大径
T_{1b1}	I B1	间质浸润深度 >5mm，最大径 ≤2cm
T_{1b2}	I B2	最大径 >2cm， ≤4cm
T_{1b3}	I B3	最大径 >4cm

宫颈癌临床病理分期（续）

TNM 分期	FIGO 分期	分期标准
T_2	II	肿瘤侵犯超出子宫，但未达阴道下 1/3 或盆壁
T_{2a}	II A	累及阴道上 2/3，无宫旁浸润
T_{2a1}	II A1	最大径 ≤4cm
T_{2a2}	II A2	最大径 >4cm
T_{2b}	II B	有宫旁浸润，但未达骨盆壁
T_3	III	肿瘤累及阴道下 1/3，和 / 或扩散至盆壁，和 / 或导致肾积水或肾无功能
T_{3a}	III A	肿瘤累及阴道下 1/3，未扩散至盆壁
T_{3b}	III B	肿瘤扩散至盆壁，和 / 或导致肾盂积水或肾无功能（除外其他原因所致）
T_4	IV A	肿瘤侵犯膀胱黏膜或直肠黏膜（活检证实），疱样水肿不属于 IV A 期
N_x		区域淋巴结无法评估

宫颈癌临床病理分期（续）

TNM 分期	FIGO 分期	分期标准
N_0		无区域淋巴结转移
$N_{0(i+)}$		区域淋巴结的孤立肿瘤细胞（ITC）
N_1	ⅢC1	区域淋巴结转移：局限于盆腔淋巴结
N_{1mi}	ⅢC1	盆腔区域淋巴结转移，最大径>0.2mm，≤2mm
N_{1a}	ⅢC1	盆腔区域淋巴结转移，最大径>2mm
N_2	ⅢC2	区域淋巴结转移：腹主动脉旁淋巴结转移
N_{2mi}	ⅢC2	腹主动脉旁淋巴结转移，最大径>0.2mm，≤2mm
N_{2a}	ⅢC2	腹主动脉旁淋巴结转移，最大径>2mm
M_0		无远处转移
cM_1	ⅣB	临床诊断的远处转移（包括转移至腹股沟淋巴结、腹膜、肺、肝、骨等，不包括盆腔和腹主动脉旁淋巴结、阴道的转移）
pM_1	ⅣB	病理确诊的远处转移（包括转移至腹股沟淋巴结、腹膜、肺、肝、骨等，不包括盆腔和腹主动脉旁淋巴结、阴道的转移）

【注释】

a 在获取所有影像学及病理学资料后确定最终分期，此后不再更改，例如肿瘤治疗或复发后分期不变。规定所有影像学检查手段（包括超声、CT、MRI、PET/CT 等）均可用于分期，病理学检查对肿瘤大小的测量较妇科检查和影像学检查准确。细针抽吸、粗针穿刺、组织活检、组织切除检查、手术标本等病理学方法均可用于 N、M 分期。

b 淋巴脉管间隙浸润（LVSI）不改变肿瘤分期，镜下浸润宽度不再作为分期标准。

c 病理学对淋巴结转移的评估包括以下 3 个层面。①孤立肿瘤细胞（ITC）：淋巴结内肿瘤病灶直径<0.2mm，或单个淋巴结内的单个肿瘤细胞，或 ≤200 个成簇细胞。②微转移：淋巴结内肿瘤病灶最大径为 0.2~2mm。③宏转移：淋巴结内肿瘤病灶最大径>2mm。ITC 不影响分期，在 TNM 分期中可记录为 $N_{0(i+)}$，采用 FIGO 分期时也应记录其存在。微转移（N_{mi}）和宏转移（N_a）被认为淋巴结受累，TNM 分期中盆腔淋巴结受累为 N_1，腹主动脉旁淋巴结受累为 N_2；FIGO 分期中则分别为ⅢC1 和ⅢC2。对用于诊断 FIGO ⅢC 期的证据，需注明所采用的方法是 r（影像学）还是 p（病理学）。例如，若影像学显示盆腔淋巴结转移，分期为ⅢC1r；若经病理学证实，分期为ⅢC1p。需记录所采用的影像学方法及病理学技术类型。若分期存在争议，应归于更早的期别。

d TNM 分期系统中的前缀，c 是临床分期，p 是病理分期，如 cN 为临床诊断的淋巴结转移，pN 为病理确诊的淋巴结转移，cM 为临床诊断的远处转移，pM 为病理确诊的远处转移。对确诊所用的病理学技术方法进行标注，如 N（f）是指淋巴结转移通过细针抽吸或粗针穿刺确诊，N（sn）是指淋巴结转移是通过前哨淋巴结活检确诊。

参考文献

［1］OLAWAIYE AB, BAKER TP, WASHINGTON MK, et al. The new (Version 9) American Joint Committee on Cancer tumor, node, metastasis staging for cervical cancer. CA Cancer J Clin, 2021, 71 (4): 287-298.

［2］BHATLA N, BEREK JS, CUELLO FREDES M, et al. Revised FIGO staging for carcinoma of the cervix uteri. Int J Gynaecol Obstet, 2019, 145 (1): 129-135.

［3］Corrigendum to "Revised FIGO staging for carcinoma of the cervix uteri" [Int J Gynecol Obstet 145 (2019) 129-135]. Int J Gynaecol Obstet, 2019, 147 (2): 279-280.

4　宫颈癌病理分类

2020 版 WHO 肿瘤病理分类将宫颈鳞状细胞癌分为与 HPV 相关型与 HPV 不相关型两类（表 4-1）。两者无法单独根据形态学标准区分，必须进行 p16 免疫染色或 HPV 检测。在没有条件区分 HPV 是否感染的情况下，可以不进行区分。目前尚未发现明确的 HPV 不相关型癌前病变，所以癌前病变鳞上皮内病变（squamous intraepithelial lesion，SIL）被归为 HPV 相关的类别，仍分为 HSIL（CIN3 及 CIN2）及 LSIL（CIN1），需要强调的是，p16 的染色不代表任何病变级别，仅在 CIN2 形态学鉴别困难时作为参考指征[1]。

WHO 分类中宫颈腺癌及癌前病变也相应分为 HPV 相关性腺癌及原位癌、HPV 非相关性腺癌及原位癌。HPV 相关性腺癌主要包括普通型腺癌、大部分黏液腺癌［非特异黏液腺癌、肠型黏液腺癌、印戒细胞癌、宫颈浸润性复层产黏液的癌（iSMC）]，宫颈 HPV 相关型腺癌，最常见的亚型为普通型；根据形态学及镜下特点，HPV 相关型普通型腺癌可进行 Silva 分类。Silva A 型：边界清楚，预后相对较好；Silva B 型：边界清楚，小灶浸润型生长；Silva C 型：弥漫浸润型生长，预后相对较差。HPV 非相关性腺癌包括胃型黏液腺癌、透明细胞癌和中肾管腺癌等。

对于宫颈腺癌，HPV 非相关型相对预后较差。但在宫颈鳞状癌中，HPV 对于预后的意义，有待进一步研究。需要强调的是无论宫颈腺癌或鳞癌，分期仍是最重要的临床预后因素[2-5]。

宫颈神经内分泌肿瘤，分为神经内分泌瘤（NET：NET1/2）及神经内分泌癌（大细胞神经内分泌癌及小细胞神经内分泌癌）。宫颈中神经内分泌瘤非常罕见，宫颈常见的神经内分泌肿瘤多为神经内分泌癌。无论大细胞神经内分泌癌还是小细胞神经内分泌癌，均具有高度侵袭性，就诊时远处转移很常见。即使在早期诊断的患者中，死亡率也很高。在宫颈、子宫内膜和卵巢中，神经内分泌癌经常与其他肿瘤一起发生。

表 4-1　WHO 宫颈癌及癌前病变分类（第 5 版，2020 年）

鳞状细胞癌及癌前病变
 SIL
 鳞状细胞癌，HPV 相关
 鳞状细胞癌，HPV 非相关
 鳞状细胞癌，NOS
腺癌及癌前病变
 原位腺癌，HPV 相关
 原位腺癌，HPV 非相关
 腺癌，HPV 相关
  普通型
  黏液腺癌，NOS
  黏液腺癌，肠型
  黏液腺癌，印戒细胞型
  iSMC（浸润性复层产黏液的腺癌）
  绒毛管状腺癌
 腺癌，HPV 非相关，胃型
 腺癌，HPV 非相关，透明细胞型
 腺癌，HPV 非相关，中肾管型
 其他类型腺癌

WHO 宫颈癌及癌前病变分类（第 5 版，2020 年）（续）

其他上皮肿瘤
> 癌肉瘤
> 腺鳞癌和黏液表皮样癌
> 腺样基底细胞癌
> 无法分类的子宫颈癌
> 神经内分泌肿瘤
> > NET1/2
> > 神经内分泌癌
> > > 大细胞神经内分泌
> > > 小细胞神经内分泌

参考文献

[1] WHO Classification of Tumours Editorial Board. WHO Classification of Tumours: Female genital tumour. 5th ed. Lyon (France): International Agency for Research on Cancer, 2020.

[2] ROMA AA, DIAZ DE VIVAR A, PARK KJ, et al. Invasive endocervical adenocarcinoma: A new pattern-based classification system with important clinical significance. Am J Surg Pathol, 2015, 39 (5): 667-672.

[3] STOLNICU S, BARSAN I, HOANG L, et al. International Endocervical Adenocarcinoma Criteria and Clas-

sification (IECC): A new pathogenetic classification for invasive adenocarcinomas of the endocervix. Am J Surg Pathol, 2018, 42 (2): 214-226.

[4] STOLNICU S, HOANG L, CHIU D, et al. Clinical outcomes of HPV-associated and unassociated endocervical adenocarcinomas categorized by the International Endocervical Adenocarcinoma Criteria and Classification (IECC). Am J Surg Pathol, 2019, 43 (4): 466-474.

[5] PARK KJ. Cervical adenocarcinoma: Integration of HPV status, pattern of invasion, morphology and molecular markers into classification. Histopathology, 2020, 76 (1): 112-127.

5 宫颈癌治疗原则

宫颈癌的治疗手段包括手术、放疗、系统性治疗（包括化疗、免疫治疗和靶向治疗）。早期宫颈癌患者（ⅠA～ⅠB2Ⅰ期以及ⅡA1期）可选择根治性手术治疗，然后根据术后病理是否存在危险因素来决定术后的辅助治疗；也可以选择直接行根治性放疗或个体化选择同步放化疗。早期宫颈癌的手术与根治性放疗两者的疗效相当，5年生存率、死亡率、并发症发生率相似。由于放疗可能导致相关并发症，对于未绝经患者，特别是年龄小于45岁且无手术禁忌证的患者可选择手术治疗。另外对于符合条件，有保留生育功能要求的患者采用保留生育功能的手术方式。对于局部晚期宫颈癌（ⅠB3期和ⅡA2期）首选同步放化疗，在放疗资源匮乏地区也可选择手术治疗。对于ⅡB期～ⅣA期宫颈癌，治疗方式首选同步放化疗。对于ⅣB期宫颈癌一般以系统性治疗为主，部分患者可联合个体化放疗。

6 早期宫颈癌治疗（无保留生育要求）

分层	Ⅰ级推荐	Ⅱ级推荐	Ⅲ级推荐
Ⅰ A1 期 [a, b] 且不伴淋巴脉管间隙浸润	A 型子宫切除 [c][1-2] 宫颈锥切术 [a]		
Ⅰ A1 期伴淋巴脉管间隙浸润	B 型子宫切除 [c] + 盆腔淋巴结切除术 根治性放疗（体外放疗 + 阴道近距离放疗）		
Ⅰ A2 期	B 型子宫切除 [c, h] + 盆腔淋巴结切除术 [22] 根治性放疗（体外放疗 + 阴道近距离放疗）	B 型子宫切除 [c, h] + 前哨淋巴结显影技术 [5-16]	
Ⅰ B1 期、 Ⅰ B2 期、 Ⅱ A1 期	C 型子宫切除 [c, h] + 盆腔淋巴结切除术（1 类）[d, e] 根治性放疗（体外放疗 + 阴道近距离放疗）± 铂类为基础的同步化疗 [21]	C 型子宫切除 [c, h] + 盆腔淋巴结切除术 + 腹主动脉旁淋巴结切除术 [d, e, f]	C 型子宫切除 [c, h] + 前哨淋巴结显影技术 [d]

分层	I 级推荐	II 级推荐	III 级推荐
I B3 期、II A2 期 [g]	根治性放疗（体外放疗 + 阴道近距离放疗）± 铂类为基础的同步化疗（1 类）	C 型子宫切除 [c] + 盆腔淋巴结切除术 + 腹主动脉旁淋巴结切除术 [d, e, f]	根治性放疗（体外放疗 + 阴道近距离放疗）± 铂类为基础的同步化疗 + 全子宫切除腹主动脉旁 ± 盆腔淋巴结分期手术 [17-19] + 根治性放疗（体外放疗 + 阴道近距离放疗）± 铂类为基础的同步化疗

【注释】

a 分期按照 FIGO 2018 版分期标准。

b I A 期需经宫颈锥切组织的病理方能确诊，不能单纯由宫颈活检组织病理来确诊。

c 子宫切除范围参照 Q-M 手术分型（表 6-1）。

d 对于 C 型子宫切除的手术方式首选为剖腹手术 [3-4, 20]。

e 盆腔淋巴结切除范围包括髂总淋巴结、髂外淋巴结、髂内淋巴结以及闭孔淋巴结。

f 腹主动脉旁淋巴结切除范围一般达肠系膜下动脉水平即可，但也可结合影像学以及术中冰冻病理结果个体化扩大切除范围。

g 对于ⅠB3期、ⅡA2期宫颈癌采用新辅助化疗加手术的治疗模式还存在争议，一般仅建议用于放疗不可及区域或者临床研究。

h 近年有两项前瞻性、随机分组的Ⅲ期临床研究结果显示，对于早期低危宫颈癌（即满足所有以下条件的患者：FIGO分期ⅠA2～ⅠB1期（基于锥切病理分期）、无脉管瘤栓、锥切切缘阴性、鳞状细胞癌（任何组织分级）或普通型腺癌（组分学分级1级或2级）、肿瘤最大径≤2cm、浸润深度≤10mm以及影像学检查未发现远处转移），采用单纯子宫切除与采用根治性子宫切除，生存结果相当。这一结论尚有待更长时间的随访结果来验证[23-25]。

表6-1 宫颈癌子宫切除的Q-M分型

分型	对应术式	输尿管处理	子宫动脉处理	侧方宫旁组织切除	腹侧宫旁组织切除	背侧宫旁组织切除	阴道切除
A	介于筋膜外子宫切除术和改良根治术之间	识别但不游离	于输尿管内侧切断	输尿管与宫颈之间	最小切除	最小切除	<1cm
B1	改良根治术	"隧道"顶部打开与侧推	输尿管正上方切断	输尿管水平	部分切除膀胱宫颈韧带	子宫骶韧带在子宫直肠腹膜反折处切除	切除1cm

分型	对应术式	输尿管处理	子宫动脉处理	侧方宫旁组织切除	腹侧宫旁组织切除	背侧宫旁组织切除	阴道切除
B2	B1+ 宫旁淋巴结切除	同 B1	同 B1	同 B1，再切除宫旁淋巴结	同 B1	同 B1	同 B1
C1	NSRH	完全游离	髂内动脉	髂血管内侧水平（保留盆腔内脏神经）	膀胱水平（保留神经膀胱支）	直肠水平（保留腹下神经）	切除 2cm（或根据实际需要）
C2	经典的宫颈癌根治术	同 C1	同 C1	髂血管内侧水平（不保留盆腔内脏神经）	膀胱水平（不保留膀胱支）	骶骨水平（不保留腹下神经）	同 C1
D1	侧盆扩大根治术	完全游离	连同髂内血管切除	盆壁血管切除	膀胱水平	骶骨水平	根据需要
D2	侧盆廓清术	同 D1	同 D1	盆壁肌肉筋膜切除	根据情况	根据情况	根据需要

注：NSRH. C1 型广泛性子宫切除术，又称保留神经的广泛性子宫切除术（nerve-sparing radical hysterectomy, NSRH）

早期宫颈癌治疗（无保留生育要求）

参考文献

[1] QUERLEU D, MORROW CP. Classification of radical hysterectomy. Lancet Oncol, 2008, 9 (3): 297-303.

[2] CIBULA D, ABU-RUSTUM NR, BENEDETTI-PANICI P, et al. New classification system of radical hysterectomy: Emphasis on a three-dimensional anatomic template for parametrial resection. Gynecol Oncol, 2011, 122 (2): 264-268.

[3] RAMIREZ PT, FRUMOVITZ M, PAREJA R, et al. Minimally invasive versus abdominal radical hysterectomy for cervical cancer. N Engl J Med, 2018, 379 (20): 1895-1904.

[4] MELAMED A, MARGUL DJ, CHEN L, et al. Survival after minimally invasive radical hysterectomy for early-stage cervical cancer. N Engl J Med, 2018, 379 (20): 1905-1914.

[5] ALTGASSEN C, HERTEL H, BRANDSTÄDT A, et al. Multicenter validation study of the sentinel lymph node concept in cervical cancer: AGO Study Group. J Clin Oncol, 2008, 26 (18): 2943-2951.

[6] BATS AS, MATHEVET P, BUENERD A, et al. The sentinel node technique detects unexpected drainage pathways and allows nodal ultrastaging in early cervical cancer: Insights from the multicenter prospective SENTICOL study. Ann Surg Oncol, 2013, 20 (2): 413-422.

[7] EIRIKSSON LR, COVENS A. Sentinel lymph node mapping in cervical cancer: The future?. BJOG, 2012, 119 (2): 129-133.

[8] CORMIER B, DIAZ JP, SHIH K, et al. Establishing a sentinel lymph node mapping algorithm for the treatment of early cervical cancer. Gynecol Oncol, 2011, 122 (2): 275-280.

[9] CIBULA D, ABU-RUSTUM NR, DUSEK L, et al. Prognostic significance of low volume sentinel lymph node dis-

ease in early-stage cervical cancer. Gynecol Oncol, 2012, 124 (3): 496-501.

[10] LÉCURU F, MATHEVET P, QUERLEU D, et al. Bilateral negative sentinel nodes accurately predict absence of lymph node metastasis in early cervical cancer: Results of the SENTICOL study. J Clin Oncol, 2011, 29 (13): 1686-1691.

[11] BATS AS, BUÉNERD A, QUERLEU D, et al. Diagnostic value of intraoperative examination of sentinel lymph node in early cervical cancer: A prospective, multicenter study. Gynecol Oncol, 2011, 123 (2): 230-235.

[12] CIBULA D, ABU-RUSTUM NR, DUSEK L, et al. Bilateral ultrastaging of sentinel lymph node in cervical cancer: Lowering the false-negative rate and improving the detection of micrometastasis. Gynecol Oncol, 2012, 127 (3): 462-466.

[13] FADER AN, EDWARDS RP, COST M, et al. Sentinel lymph node biopsy in early-stage cervical cancer: Utility of intraoperative versus postoperative assessment. Gynecol Oncol, 2008, 111 (1): 13-17.

[14] SLAMA J, DUNDR P, DUSEK L, et al. High false negative rate of frozen section examination of sentinel lymph nodes in patients with cervical cancer. Gynecol Oncol, 2013, 129 (2): 384-388.

[15] FRUMOVITZ M, PLANTE M, LEE PS, et al. Near-infrared fluorescence for detection of sentinel lymph nodes in women with cervical and uterine cancers (FILM): A randomised, phase 3, multicentre, non-inferiority trial. Lancet Oncol, 2018, 19 (10): 1394-1403.

[16] BATS AS, FRATI A, MATHEVET P, et al. Contribution of lymphoscintigraphy to intraoperative sentinel lymph node detection in early cervical cancer: Analysis of the prospective multicenter SENTICOL cohort. Gynecol Oncol, 2015, 137 (2): 264-269.

[17] GOLD MA, TIAN C, WHITNEY CW, et al. Surgical versus radiographic determination of para-aortic lymph node metastases before chemoradiation for locally advanced cervical carcinoma: A Gynecologic Oncology Group Study. Cancer, 2008, 112 (9): 1954-1963.

[18] GOUY S, MORICE P, NARDUCCI F, et al. Prospective multicenter study evaluating the survival of patients with locally advanced cervical cancer undergoing laparoscopic para-aortic lymphadenectomy before chemoradiotherapy in the era of positron emission tomography imaging. J Clin Oncol, 2013, 31 (24): 3026-3033.

[19] FRUMOVITZ M, QUERLEU D, GIL-MORENO A, et al. Lymphadenectomy in locally advanced cervical cancer study (LiLACS): Phase III clinical trial comparing surgical with radiologic staging in patients with stages I B2- IV A cervical cancer. J Minim Invasive Gynecol, 2014, 21 (1): 3-8.

[20] MARGUL DJ, YANG J, SEAGLE BL, et al. Outcomes and costs of open, robotic, and laparoscopic radical hysterectomy for stage I B1 cervical cancer. J Clin Oncol, 2018, 36 (15_suppl): 5502.

[21] BAALBERGEN A, VEENSTRA Y, STALPERS LL, et al. Primary surgery versus primary radiation therapy with or without chemotherapy for early adenocarcinoma of the uterine cervix. Cochrane Database Syst Rev, 2010 (1): CD006248.

[22] KOKKA F, BRYANT A, BROCKBANK E, et al. Surgical treatment of stage I A 2 cervical cancer. Cochrane Database Syst Rev, 2014 (5): CD010870.

[23] SCHMELER KM, PAREJA R, LOPEZ BLANCO A, et al. ConCerv: A prospective trial of conservative surgery for low-risk early-stage cervical cancer. Int J Gynecol Cancer, 2021, 31 (10): 1317-1325.

[24] PLANTE M, KWON J, FERGUSON S, et al. An international randomized phase III trial comparing radical hysterectomy and pelvic node dissection vs simple hysterectomy and pelvic node dissection in patients with low-risk early-stage cervical cancer. J Clin Oncol, 2023, 41 (suppl): abstr LBA5511.

[25] National Comprehensive Cancer Network. Cervical Cancer (Version 1. 2022).(2021-12-13)[2023-07-12] https://www. nccn. org/professionals/physician_gls/pdf/cervical. pdf.

7 宫颈癌保留生育功能手术

7.1 适应证[1-4]

项目	I 级推荐	II 级推荐
FIGO 分期	I A1~ I B2 期	
病理类型	宫颈鳞癌、腺癌和腺鳞癌，排除神经内分泌癌、胃型腺癌	透明细胞癌[5-6]，腺肉瘤，胚胎横纹肌肉瘤 a[7]
影像评估	肿瘤局限于宫颈，病灶未侵犯宫颈内口，无淋巴结转移及远处转移	
生育力评估	年龄 ≤ 45 岁 有强烈的生育愿望，无明确生育功能障碍	

【注释】

a 复旦大学附属肿瘤医院于 2006—2019 年共对 15 例宫颈腺肉瘤或胚胎横纹肌肉瘤的患者实施了腹式根治性宫颈切除术或宫颈锥切术，患者年龄中位数为 19（11~36）岁，肿瘤大小中位数为 5（1.5~20）cm。所有患者肿瘤均局限于宫颈，截至 2023 年 5 月，随访时间中位数为 141（47~201）个月，仅 1 例复发且死亡。

参考文献

［1］ LI X, LI J, JIANG Z, et al. Oncological results and recurrent risk factors following abdominal radical trachelectomy: An updated series of 333 patients. BJOG, 2019, 126 (9): 1169-1174.

［2］ LI J, LI Z, WANG H, et al. Radical abdominal trachelectomy for cervical malignancies: Surgical, oncological and fertility outcomes in 62 patients. Gynecol Oncol, 2011, 121 (3): 565-570.

［3］ MARTH C, LANDONI F, MAHNER S, et al. Cervical cancer: ESMO Clinical Practice Guidelines for diagnosis, treatment and follow-up. Ann Oncol, 2017, 28 (suppl_4): iv72-iv83.

［4］ PAREJA R, RENDÓN GJ, VASQUEZ M, et al. Immediate radical trachelectomy versus neoadjuvant chemotherapy followed by conservative surgery for patients with stage ⅠB1 cervical cancer with tumors 2cm or larger: A literature review and analysis of oncological and obstetrical outcomes. Gynecol Oncol, 2015, 137 (3): 574-580.

［5］ ABU-RUSTUM NR, SU W, LEVINE DA, et al. Pediatric radical abdominal trachelectomy for cervical clear cell carcinoma: A novel surgical approach. Gynecol Oncol, 2005, 97 (1): 296-300.

［6］ LESTER FC, FARMER DL, RABBAN JT, et al. Radical trachelectomy for clear cell carcinoma of the cervix in a 6-year old: A case report, review, and description of the surgical technique. J Pediatr Surg, 2010, 45 (8): E1-E5.

［7］ LI J, WU X. EP674 Fertility-sparing surgery for pediatric/adolescent patients with sarcoma involving the uterine cervix. Int J Gynecol Cancer, 2019, 29 (Suppl 4): A389.

宫颈癌保留生育功能手术

7.2 诊断及术前评估

目的	I 级推荐	II 级推荐
诊断	妇科检查 + 宫颈活检	
分期诊断	胸部 CT+ 腹部增强 CT+ 盆腔增强 MRI[2]或 PET/CT[3-4]	胸部、腹部、盆腔 CT
生育能力评估	抗米勒管激素（AMH）或窦卵泡计数（AFC）a	年龄 ≤ 45 岁 性激素检查 b

【注释】

a 为了更好地评估患者术前卵巢储备功能，建议在月经周期任意时期进行血抗米勒管激素（AMH）检查，或月经第 1~3 天通过超声检查双侧卵巢窦卵泡计数（AFC）。

b 性激素检查包括卵泡刺激素、黄体生成素、雌二醇、孕酮、睾酮以及泌乳素，可于月经期第 1~3 天（卵泡期）抽血检查。

参考文献

［1］ LAKHMAN Y, AKIN O, PARK KJ, et al. Stage I B1 cervical cancer: Role of preoperative MR imaging in selection of patients for fertility-sparing radical trachelectomy. Radiology, 2013, 269 (1): 149-158.

［2］ NOËL P, DUBÉ M, PLANTE M, et al. Early cervical carcinoma and fertility-sparing treatment options: MR imaging as a tool in patient selection and a follow-up modality. Radiographics, 2014, 34 (4): 1099-1119.

［3］ ADAM JA, VAN DIEPEN PR, MOM CH, et al.[^{18}F] FDG-PET or PET/CT in the evaluation of pelvic and para-aortic lymph nodes in patients with locally advanced cervical cancer: A systematic review of the literature. Gynecol Oncol, 2020, 159 (2): 588-596.

［4］ NGUYEN NC, BERIWAL S, MOON CH, et al. Diagnostic value of FDG PET/MRI in females with pelvic malignancy: a systematic review of the literature. Front Oncol, 2020, 10: 519440.

7.3 治疗[1]

分期	Ⅰ级推荐	Ⅱ级推荐	Ⅲ级推荐
ⅠA1, LVSI（-）	宫颈锥切或 LEEP 刀[a]		
ⅠA1, LVSI（+） ⅠA2	根治性宫颈切除术[b, e]+ 盆腔淋巴结切除术 （前哨淋巴结活检术）， 或宫颈锥切术[a]+ 盆腔淋巴结切除术 （前哨淋巴结活检[6-10]）		
ⅠB1	腹式或阴式根治性宫颈切除术[b, f]+盆腔淋巴结切除术（前哨淋巴结活检术）	腹腔镜或机器人根治性宫颈切除术[b, d, f]+盆腔淋巴结切除术（前哨淋巴结活检术）[11-12]	宫颈锥切术+盆腔淋巴结切除术（前哨淋巴结活检术）[h][13-15]
ⅠB2	腹式根治性宫颈切除术[c, g]+盆腔淋巴结切除术		新辅助化疗+根治性宫颈切除术或宫颈锥切术[h, i][16]

注：LVSI. 淋巴脉管间隙浸润（lymphovascular space invasion）。

宫颈癌保留生育功能手术

42

【注释】

a 至少保证 3mm 阴性宫颈切缘。

b 至少保证 5~8mm 阴性宫颈切缘。

c 至少保证 8~10mm 阴性宫颈切缘。

d 经过锥切且切缘阴性需要补充手术的患者，实施腹腔镜或机器人根治性宫颈切除术更为安全[10-11]。

e 相当于 Q-M B 型根治术的切除范围。

f 相当于 Q-M B 型或 C1 型根治术的切除范围。

g 相当于 Q-M C1-C2 型根治术的切除范围。

h 适用于部分早期低危宫颈癌，如肿瘤直径 ≤2cm，肌层浸润深度 ≤10mm 或 <50%，伴随/不伴随 LVSI。

i 盆腔淋巴结切除可在新辅助化疗前或新辅助化疗后实施，需确保盆腔淋巴结病理阴性才可实施保留生育功能治疗。

参考文献

[1] SERT BM, KRISTENSEN GB, KLEPPE A, et al. Long-term oncological outcomes and recurrence patterns in early-stage cervical cancer treated with minimally invasive versus abdominal radical hysterectomy: The Norwegian Radium Hospital experience. Gynecol Oncol, 2021, 162 (2): 284-291.

[2] SUPRASERT P, KHUNAMORNPONG S, PHUSONG A, et al. Accuracy of intra-operative frozen sections in the

diagnosis of ovarian masses. Asian Pac J Cancer Prev, 2008, 9 (4): 737-740.

[3] National Comprehensive Cancer Network. Cervical Cancer (Version 1. 2022).(2021-12-13)[2023-07-17] https://www. nccn. org/professionals/physician_gls/pdf/cervical. pdf.

[4] BENTIVEGNA E, MAULARD A, PAUTIER P, et al. Fertility results and pregnancy outcomes after conservative treatment of cervical cancer: A systematic review of the literature. Fertil Steril, 2016, 106 (5): 1195-1211.

[5] FRUMOVITZ M, SUN CC, SCHMELER KM, et al. Parametrial involvement in radical hysterectomy specimens for women with early-stage cervical cancer. Obstet Gynecol, 2009, 114 (1): 93-99.

[6] WYDRA D, SAWICKI S, WOJTYLAK S, et al. Sentinel node identification in cervical cancer patients undergoing transperitoneal radical hysterectomy: A study of 100 cases. Int J Gynecol Cancer, 2006, 16 (2): 649-654.

[7] DOSTÁLEK L, ZIKAN M, FISCHEROVA D, et al. SLN biopsy in cervical cancer patients with tumors larger than 2cm and 4cm. Gynecol Oncol, 2018, 148 (3): 456-460.

[8] KADKHODAYAN S, HASANZADEH M, TREGLIA G, et al. Sentinel node biopsy for lymph nodal staging of uterine cervix cancer: A systematic review and meta-analysis of the pertinent literature. Eur J Surg Oncol, 2015, 41 (1): 1-20.

[9] ROB L, ROBOVA H, HALASKA MJ, et al. Current status of sentinel lymph node mapping in the management of cervical cancer. Expert Rev Anticancer Ther, 2013, 13 (7): 861-870.

[10] SALVO G, RAMIREZ PT, LEVENBACK CF, et al. Sensitivity and negative predictive value for sentinel lymph node biopsy in women with early-stage cervical cancer. Gynecol Oncol, 2017, 145 (1): 96-101.

[11] RAMIREZ PT, FRUMOVITZ M, PAREJA R, et al. Minimally invasive versus abdominal radical hysterectomy for cervical cancer. N Engl J Med, 2018, 379 (20): 1895-1904.

[12] SALVO G, RAMIREZ PT, LEITAO MM, et al. Open vs minimally invasive radical trachelectomy in early-stage cervical cancer: International Radical Trachelectomy Assessment Study. Am J Obstet Gynecol, 2022, 226 (1): 97.

[13] SCHMELER KM, PAREJA R, LOPEZ BLANCO A, et al. ConCerv: A prospective trial of conservative surgery for

low-risk early-stage cervical cancer. Int J Gynecol Cancer, 2021, 31 (10): 1317-1325.

[14] PLANTE M, KWON J, FERGUSON S, et al. An international randomized phase Ⅲ trial comparing radical hysterectomy and pelvic node dissection vs simple hysterectomy and pelvic node dissection in patients with low-risk early-stage cervical cancer. J Clin Oncol, 2023, 41 (suppl): abstr LBA5511.

[15] LI X, XIA L, CHEN X, et al. Simple conization and pelvic lymphadenectomy in early-stage cervical cancer: A retrospective analysis and review of the literature. Gynecol Oncol, 2020, 158 (2): 231-235.

[16] LI X, JIANG Z, LU J, et al. Neoadjuvant chemotherapy followed by radical trachelectomy versus upfront abdominal radical trachelectomy for patients with FIGO 2018 stage Ⅰ B2 cervical cancer. Gynecol Oncol, 2023, 169: 106-112.

宫颈癌保留生育功能手术

8　中晚期宫颈癌的放（化）疗

临床分期 [a]	分期	分层	I 级推荐	II 级推荐	III 级推荐
IIB 期 IIIA 期 IIIB 期			盆腔 EBRT[d]+ 近距离放疗 [e]+ 同步含铂化疗 [f] （1 类）[g]	盆腔 EBRT[d]+ 近距离放疗 [e]	
IIIC 期	IIIC1 期	影像学检查 [b]	盆腔 ± 腹主动脉旁 EBRT[d]+ 近距离放疗 [e]+ 同步含铂化疗 [f]	盆腔 ± 腹主动脉旁 EBRT[d]+ 近距离放疗 [e]	新辅助化疗 [h] 盆腔 ± 腹主动脉旁 EBRT[c]+ 近距离放疗 [d]+ 同步含铂化疗 [e]
		病理细胞学 [c]	盆腔 EBRT[d]+ 近距离放疗 [e]+ 同步含铂化疗 [f]	盆腔 EBRT[d]+ 近距离放疗 [e]	新辅助化疗 [h] 盆腔 ± 腹主动脉旁 EBRT[c]+ 近距离放疗 [d]+ 同步含铂化疗 [e]

临床分期 [a]	分期	分层	Ⅰ级推荐	Ⅱ级推荐	Ⅲ级推荐
ⅢC期	ⅢC2期	影像学检查 [b] 或病理细胞学 [c]	盆腔 + 腹主动脉旁 EBRT[d]+ 近距离放疗 [e]+ 同步含铂化疗 [f]	盆腔 + 腹主动脉旁 EBRT+ 近距离放疗 [e]	新辅助化疗 [h] 盆腔 ± 腹主动脉旁 EBRT[c]+ 近距离放疗 [d]+ 同步含铂化疗 [e]
ⅣA期	无淋巴结肿大		盆腔 EBRT[d]+ 近距离放疗 [e]+ 同步含铂化疗 [f]	盆腔 EBRT[d]+ 近距离放疗 [e]	新辅助化疗 [h] 盆腔 ± 腹主动脉旁 EBRT[c]+ 近距离放疗 [d]+ 同步含铂化疗 [e]
	淋巴结肿大	影像学检查 [b] 或病理细胞学 [c]	盆腔 ± 腹主动脉旁 EBRT[d]+ 近距离放疗 [e]+ 同步含铂化疗 [f]	盆腔 ± 腹主动脉旁 EBRT[d]+ 近距离放疗 [e]	新辅助化疗 [h] 盆腔 ± 腹主动脉旁 EBRT[c]+ 近距离放疗 [d]+ 同步含铂化疗 [e]
ⅣB期	系统性治疗 ± 针对肿瘤局部放疗或同步放化疗 [i]				

【注释】

a 临床分期：2018 年 FIGO 分期。

b 影像检查（r）：推荐 MR、CT 或 PET/CT。

c 病理细胞学（p）：对可疑的影像学结果，可以考虑对异常病灶行穿刺活检，或选择手术分期（即腹膜外或腹腔镜淋巴结切除术）（3 类）[1-2]。由于穿刺活检或手术带来的损伤，专家组反对意见较多。

d 体外放射治疗（EBRT）：推荐以影像引导（CT 或 MR）为基础的适形调强放疗技术[3-5]。放疗范围包括已知及可疑的肿瘤侵犯部位，EBRT 靶区为盆腔 ± 腹主动脉旁区域[6]。剂量 45（40~50）Gy。不可切除的淋巴结可以通过高度适形的放疗技术，给予同步加量或后程推量 10~15Gy。对于图像引导的 EBRT，高剂量区域必须注意避开正常组织或严格限制正常组织的照射剂量。

e 近距离放疗：近距离放疗是所有不适合手术的初治宫颈癌根治性放疗的关键部分。通常采用宫腔管和阴道施源器。对于局部肿瘤巨大而且不对称的患者或者肿瘤退缩不足的患者，组织间插植可以提高靶区剂量并且最大限度减小正常组织剂量。推荐近距离放疗前或放疗中行 MRI 检查，有助于勾画残留肿瘤。A 点或高危 CTV（HR-CTV）D_{90} 的处方剂量为（5~7）Gy ×（4~6）次，总量 20~35Gy。联合 EBRT，A 点或高危 CTV（HR-CTV）D_{90} 的 EDQ_2 需达 80~85Gy；对于肿瘤体积大或退缩不佳的病灶，A 点或高危 CTV（HR-CTV）D_{90} 的 $EDQ_2 \geqslant 87$Gy。正常组织的限定剂量：直肠 $D_{2cc} \leqslant 65$~75Gy；乙状结肠 $D_{2cc} \leqslant 70$~75Gy；膀胱 $D_{2cc} \leqslant 80$~90Gy。如果达不到这些参数要求，应该考虑使用组织间插植技术作为补充[7-10]。

f 同步化疗：同步放化疗可降低宫颈癌患者复发风险和死亡风险。通过充分评估无远处转移者，推荐盆腔 ± 腹主动脉旁 EBRT 联合同步含顺铂化疗和近距离放疗（1 类）[11-17]。同步放化疗，通常在盆腔 EBRT 时进行化疗。

g 同步化疗方案推荐：顺铂周疗（DDP 40mg/m², 每周一次，4~6 次）；如果不能耐受顺铂者，选择卡铂（AUC=2, 每周一次，4~6 次）或含铂双药增敏化疗。

h 放疗前新辅助化疗在既往的研究中不获益，近期有少量文献报道，淋巴结转移者放疗前化疗可以获益。专家组意见不一，建议根据各个医院和患者具体情况慎重选择，推荐放疗前化疗方案紫杉醇＋顺铂或紫杉醇＋卡铂，少于 2 周期[18]。

i 参见复发转移性宫颈癌治疗。

参考文献

[1] GOFF BA, MUNTZ HG, PALEY PJ, et al. Impact of surgical staging in women with locally advanced cervical cancer. Gynecol Oncol, 1999, 74 (3): 436-442.

[2] KÖHLER C, MUSTEA A, MARNITZ S, et al. Perioperative morbidity and rate of upstaging after laparoscopic staging for patients with locally advanced cervical cancer: Results of a prospective randomized trial. Am J Obstet Gynecol, 2015, 213 (4): 503.

[3] LIM K, SMALL WJR, PORTELANCE L, et al. Consensus guidelines for delineation of clinical target volume for intensity-modulated pelvic radiotherapy for the definitive treatment of cervix cancer. Int J Radiat Oncol Biol

Phys, 2011, 79 (2): 348-355.

[4] LOISELLE C, KOH WJ. The emerging use of IMRT for treatment of cervical cancer. J Natl Compr Canc Netw, 2010, 8 (12): 1425-1434.

[5] CHEN MF, TSENG CJ, TSENG CC, et al. Clinical outcome in posthysterectomy cervical cancer patients treated with concurrent Cisplatin and intensity-modulated pelvic radiotherapy: Comparison with conventional radiotherapy. Int J Radiat Oncol Biol Phys, 2007, 67 (5): 1438-1444.

[6] SALAMA JK, MUNDT AJ, ROESKE J, et al. Preliminary outcome and toxicity report of extended-field, intensity-modulated radiation therapy for gynecologic malignancies. Int J Radiat Oncol Biol Phys, 2006, 65 (4): 1170-1176.

[7] HAIE-MEDER C, PÖTTER R, VAN LIMBERGEN E, et al. Recommendations from Gynaecological (GYN) GEC-ESTRO Working Group (I): Concepts and terms in 3D image based 3D treatment planning in cervix cancer brachytherapy with emphasis on MRI assessment of GTV and CTV. Radiother Oncol, 2005, 74 (3): 235-245.

[8] PÖTTER R, GEORG P, DIMOPOULOS JC, et al. Clinical outcome of protocol based image (MRI) guided adaptive brachytherapy combined with 3D conformal radiotherapy with or without chemotherapy in patients with locally advanced cervical cancer. Radiother Oncol, 2011, 100 (1): 116-123.

[9] PÖTTER R, HAIE-MEDER C, VAN LIMBERGEN E, et al. Recommendations from gynaecological (GYN) GEC ESTRO working group (II): Concepts and terms in 3D image-based treatment planning in cervix cancer brachytherapy-3D dose volume parameters and aspects of 3D image-based anatomy, radiation physics, radiobiology. Radiother Oncol, 2006, 78 (1): 67-77.

[10] VISWANATHAN AN, ERICKSON BA. Three-dimensional imaging in gynecologic brachytherapy: A survey of the American Brachytherapy Society. Int J Radiat Oncol Biol Phys, 2010, 76 (1): 104-109.

[11] GAFFNEY DK, ERICKSON-WITTMANN BA, JHINGRAN A, et al. ACR Appropriateness Criteria® on Advanced Cervical Cancer Expert Panel on radiation oncology-gynecology. Int J Radiat Oncol Biol Phys, 2011, 81 (3): 609-

中晚期宫颈癌的放（化）疗

614.

[12] MONK BJ, TEWARI KS, KOH WJ. Multimodality therapy for locally advanced cervical carcinoma: State of the art and future directions. J Clin Oncol, 2007, 25 (20): 2952-2965.

[13] MORRIS M, EIFEL PJ, LU J, et al. Pelvic radiation with concurrent chemotherapy compared with pelvic and para-aortic radiation for high-risk cervical cancer. N Engl J Med, 1999, 340 (15): 1137-1143.

[14] WHITNEY CW, SAUSE W, BUNDY BN, et al. Randomized comparison of fluorouracil plus cisplatin versus hydroxyurea as an adjunct to radiation therapy in stage ⅡB- ⅣA carcinoma of the cervix with negative para-aortic lymph nodes: A Gynecologic Oncology Group and Southwest Oncology Group study. J Clin Oncol, 1999, 17 (5): 1339-1348.

[15] ROSE PG, BUNDY BN, WATKINS EB, et al. Concurrent cisplatin-based radiotherapy and chemotherapy for locally advanced cervical cancer. N Engl J Med, 1999, 340 (15): 1144-1153.

[16] THOMAS GM. Improved treatment for cervical cancer: Concurrent chemotherapy and radiotherapy. N Engl J Med, 1999, 340 (15): 1198-1200.

[17] ROSE PG. Combination therapy: New treatment paradigm for locally advanced cervical cancer?. Nat Rev Clin Oncol, 2011, 8 (7): 388-390.

[18] GREEN HM, COUNSELL N, WARD A, et al. Neoadjuvant chemotherapy in locally advanced cervical carcinoma: A role in patients with para-aortic lymph node involvement? A 10-year institutional experience. Clin Oncol (R Coll Radiol), 2022, 34 (7): e281-e290.

中晚期宫颈癌的放（化）疗

9 早期宫颈癌根治术后辅助治疗

术后病理	分层	Ⅰ级推荐	Ⅱ级推荐	Ⅲ级推荐
腹主动脉淋巴结阴性	高危因素 a	盆腔体外放疗 c + 含铂同步化疗 ± 近距离放疗 d	序贯放化疗 e	
	中危因素 b	盆腔体外放疗 ± 近距离放疗		盆腔体外放疗 + 含铂同步化疗 ± 近距离放疗
腹主动脉淋巴结阳性	无远处转移	影像学或活检提示阴性者行延伸野放疗 + 含铂同步化疗 ± 近距离放疗		
	有远处转移	影像学或活检提示阳性者进行系统治疗加个体化外放疗		

【注释】

a 早期宫颈癌接受根治手术者术后辅助治疗取决于手术发现及病理分期。"高危因素"包括淋巴结阳性、切缘阳性和宫旁浸润。具备任何一个"高危因素"均推荐进一步影像学检查，以了解其他部位转移情况，如无腹主动脉旁淋巴结和其他部位转移，需补充盆腔体外放疗 + 含铂同期化疗（证据等级Ⅰ）± 阴道近距离放疗。同步放化疗一般采用顺铂单药，顺铂不良反应不耐受可用卡铂替换。

b 病理类型为鳞癌的患者中危因素（肿瘤大小、间质浸润、淋巴脉管间隙浸润）可参考"Sedlis 标准"[1]（表 9-1）。其他可能影响预后的因素还有病理类型（如腺癌和腺鳞癌），但目前仅有回顾性研究结果，尚无前瞻性研究支持将其纳入术后辅助治疗的危险因素中[2-4]。浸润深度是鳞癌复发的重要危险因素。肿瘤大小是腺癌复发的重要危险因素，并且这种风险随着 LVSI 的存在而增加[5]。

表 9-1 Sedlis 标准

LVSI	间质浸润	肿瘤大小（cm）
+	外 1/3	任何大小
+	中 1/3	≥2
+	内 1/3	≥5
-	中或外 1/3	≥4

c 推荐调强放疗等放疗技术，放射野至少需包括阴道断端及上段阴道、宫旁组织和直接的淋巴结引流区（如髂内、髂外淋巴结区、闭孔和骶前）。如确定有淋巴结转移时，放射野的上界还需要相应延伸。通常建议常规分割的剂量 45~50Gy，对于未切除的大淋巴结应该用高度适形的体外放疗推量 10~20Gy。建议在术后 4~6 周内开始放疗。

d 某些患者特别是阴道切缘阳性或近切缘者，应增加后装近距离治疗作为剂量加量，降低阴道残端复发风险。推荐柱状施源器阴道黏膜下 0.5cm，5.5Gy×2 次或阴道黏膜面 6.0Gy×3 次。

e 我国一项Ⅲ期研究——STARS 研究，将ⅠB1~ⅡA2 期宫颈癌根治术后存在病理高危因素的患者随机分为 3 组：单纯放射治疗组、同步放化疗组和序贯放化疗组。结果显示前两组 3~4 级不良反应发生率相似，而序贯放化疗组有较高的 3 年无病生存（disease-free survival，DFS）率并能降低死亡风险，可用于放疗资源紧张的地区[6-7]。

参考文献

[1] SEDLIS A, BUNDY BN, ROTMAN MZ, et al. A randomized trial of pelvic radiation therapy versus no further therapy in selected patients with stage I B carcinoma of the cervix after radical hysterectomy and pelvic lymphadenectomy: A Gynecologic Oncology Group study. Gynecol Oncol, 1999, 73 (2): 177-183.

[2] NOH JM, PARK W, KIM YS, et al. Comparison of clinical outcomes of adenocarcinoma and adenosquamous carcinoma in uterine cervical cancer patients receiving surgical resection followed by radiotherapy: A multicenter retrospective study (KROG 13-10). Gynecol Oncol, 2014, 132 (3): 618-623.

[3] RYU SY, KIM MH, NAM BH, et al. Intermediate-risk grouping of cervical cancer patients treated with radical hysterectomy: A Korean Gynecologic Oncology Group study. Br J Cancer, 2014, 110 (2): 278-285.

[4] DIAZ ES, AOYAMA C, BAQUING MA, et al. Predictors of residual carcinoma or carcinoma-in-situ at hysterectomy following cervical conization with positive margins. Gynecol Oncol, 2014, 132 (1): 76-80.

[5] LEVINSON K, BEAVIS AL, PURDY C, et al. Beyond sedlis-a novel histology-specific nomogram for predicting cervical cancer recurrence risk: An NRG/GOG ancillary analysis. Gynecol Oncol 2021, 162 (3): 532-538.

[6] HUANG H, FENG YL, WAN T, et al. Effectiveness of sequential chemoradiation vs concurrent chemoradiation or radiation alone in adjuvant treatment after hysterectomy for cervical cancer: The STARS phase 3 randomized clinical trial. JAMA Oncol, 2021, 7 (3): 361-369.

[7] TRIFILETTI DM, SWISHER-MCCLURE S, SHOWALTER TN, et al. Postoperative chemoradiation therapy in high-risk cervical cancer: Re-evaluating the findings of gynecologic oncology group study 109 in a large, population-based cohort. Int J Radiat Oncol Biol Phys, 2015, 93 (5): 1032-1044.

10　意外发现宫颈癌的处理

分期	分层	I 级推荐	II 级推荐	III 级推荐
I A1	无淋巴脉管间隙浸润	随访观察		
	伴淋巴脉管间隙浸润	宫旁广泛切除加阴道上段切除 + 盆腔淋巴结切除[b] 盆腔体外放疗 + 近距离放疗 ± 含铂同期化疗		
I A2、I B1 或以上	切缘及影像学检查均阴性者	宫旁广泛切除加阴道上段切除 + 盆腔淋巴结切除[b] 或 盆腔体外放疗 + 近距离放疗 ± 含铂同期化疗		宫旁广泛切除加阴道上段切除 + 盆腔淋巴结切除 + 主动脉旁淋巴结取样
	切缘为阳性，存在肉眼残留病灶、影像学检查阳性或符合 Sedlis 标准者	盆腔体外放疗（若髂总和 / 或腹主动脉旁淋巴结阳性加腹主动脉旁区放疗）+ 含铂同期化疗 + 近距离放疗		

【注释】

a 意外发现宫颈癌是指因良性疾病进行单纯子宫切除术后病理学检查证实的子宫颈浸润癌（仅包括鳞癌、腺癌、腺鳞癌和子宫颈神经内分泌癌）。对这一类患者首先需明确病理学诊断，确定分期、是否有 LVSI 阳性、切缘阳性等。其次，需进行全面检查评估，包括手术范围、查体、血生化检查和影像学检查。根据病理学、影像学检查结果，结合当地技术条件及患者具体情况选择最佳的治疗方案[1-2]。

b 二次手术治疗的选择需考虑手术后病理学检查结果、患者对再次手术的耐受能力和当地医疗水平。二次手术适于部分早期年轻患者[9-14]，手术后无须辅助放疗，可保留卵巢功能和阴道功能。对评估术后放疗概率大的病例，不推荐手术和放疗方式的叠加，建议选择盆腔放疗＋同期化疗[3-8]。

参考文献

[1] LU HW, LI J, LIU YY, et al. Can radical parametrectomy be omitted in occult cervical cancer after extrafascial hyster-ectomy?. Chin J Cancer, 2015, 34 (9): 413-419.

[2] KOH HK, JEON W, KIM HJ, et al. Outcome analysis of salvage radiotherapy for occult cervical cancer found after simple hysterectomy. Jpn J Clin Oncol, 2013, 43 (12): 1226-1232.

[3] CRANE CH, SCHNEIDER BF. Occult carcinoma discovered after simple hysterectomy treated with postoperative radiotherapy. Int J Radiat Oncol Biol Phys, 1999, 43 (5): 1049-1053.

[4] CHEN SW, LIANG JA, YANG SN, et al. Postoperative radiotherapy for patients with invasive cervical cancer follow-ing treatment with simple hysterectomy. Jpn J Clin Oncol, 2003, 33 (9): 477-481.

[5] MÜNSTEDT K, JOHNSON P, VON GEORGI R, et al. Consequences of inadvertent, suboptimal primary surgery in carcinoma of the uterine cervix. Gynecol Oncol, 2004, 94 (2): 515-520.

[6] HSU WL, SHUENG PW, JEN YM, et al. Long-term treatment results of invasive cervical cancer patients undergoing inadvertent hysterectomy followed by salvage radiotherapy. Int J Radiat Oncol Biol Phys, 2004, 59 (2): 521-527.

[7] SAIBISHKUMAR EP, PATEL FD, GHOSHAL S, et al. Results of salvage radiotherapy after inadequate surgery in invasive cervical carcinoma patients: A retrospective analysis. Int J Radiat Oncol Biol Phys, 2005, 63 (3): 828-833.

[8] SMITH KB, AMDUR RJ, YEUNG AR, et al. Postoperative radiotherapy for cervix cancer incidentally discovered after a simple hysterectomy for either benign conditions or noninvasive pathology. Am J Clin Oncol, 2010, 33 (3): 229-232.

[9] GORI JR, FRITSCHES HG, CASTANÑO R, et al. Radical parametrectomy for occult cervical carcinoma detected posthysterectomy. J Low Genit Tract Dis, 2004, 8 (2): 102-105.

[10] LEATH CA 3rd, STRAUGHN JM, BHOOLA SM, et al. The role of radical parametrectomy in the treatment of occult cervical carcinoma after extrafascial hysterectomy. Gynecol Oncol, 2004, 92 (1): 215-219.

[11] AYHAN A, OTEGEN U, GUVEN S, et al. Radical reoperation for invasive cervical cancer found in simple hysterectomy. J Surg Oncol, 2006, 94 (1): 28-34.

[12] PARK JY, KIM DY, KIM JH, et al. Management of occult invasive cervical cancer found after simple hysterectomy. Ann Oncol, 2010, 21 (5): 994-1000.

[13] RUENGKHACHORN I, PHITHAKWATCHARA N, VIRIYAPAK B, et al. Comparison of oncologic outcomes of unanticipated cervical carcinoma in women undergoing inadvertent simple hysterectomy and those undergoing surgical treatment after preoperative diagnosis. Gynecol Oncol, 2019, 153 (2): 248-254.

[14] NARDUCCI F, MERLOT B, BRESSON L, et al. Occult invasive cervical cancer found after inadvertent simple hysterectomy: Is the ideal management: Systematic parametrectomy with or without radiotherapy or radiotherapy only?. Ann Surg Oncol, 2015, 22 (4): 1349-1352.

意外发现宫颈癌的处理

11　复发宫颈癌的治疗

11.1 局部或区域复发宫颈癌的治疗

局部或区域复发（分层因素）	Ⅰ级推荐	Ⅱ级推荐	Ⅲ级推荐
既往未接受过放疗或在既往放疗野之外复发	手术切除（充分评估可手术切除）± 术后个体化 EBRT ± 近距离放疗[a] ± 系统治疗[b] 或 个体化 EBRT ± 近距离放疗[a] ± 系统治疗[b]	系统治疗[b] ± 营养与支持治疗、姑息性治疗[e]	
既往接受过放疗或者复发于放疗野内			
中心性复发	手术治疗（盆腔廓清术）[c]	系统治疗[b] ± 营养与支持治疗、姑息性治疗[e]	术中放疗（IORT）[d]
	病灶直径<2.0cm 并经仔细评估者：根治性子宫切除术 近距离放疗[a]	系统治疗[b] ± 营养与支持、姑息性治疗[e]	营养与支持治疗、姑息性治疗[e]
非中心性复发	系统治疗[b] ± 营养与支持治疗、姑息性治疗[e]	系统治疗[b] ± 个体化 EBRT[a]（可考虑 SBRT[f]）	手术切除 ± IORT[d]

复发宫颈癌的治疗

64

【注释】

a 放疗原则可参见"中晚期宫颈癌的放（化）疗中放疗"部分。放疗后复发而再次放疗时，放疗方式及放疗剂量需谨慎设计。如首次放疗后 2 年以上者，可以根据具体情况酌情给以全量放疗。但对首次放疗后短时间内复发者，再次常规放疗治愈肿瘤可能小，且有严重的放疗并发症，应防止盲目高剂量放疗。

b 不适合手术或放疗者，可首选系统性治疗，具体参见复发转移宫颈癌的系统治疗。

c 放疗后盆腔中心复发或未控制的患者，盆腔廓清术是一种治疗的选择。需要术前评估，明确是否存在远处转移（术前 PET/CT 或胸腹盆 MRI 或 CT 检查）。如果复发限于盆腔，可进行手术探查。术中肿瘤未侵犯盆壁及淋巴结者可行盆腔脏器切除。根据肿瘤的位置，选择前、后或全盆腔廓清术。若肿瘤部位可以保证足够的手术切缘，可保留盆底和肛门括约肌（表 11-1）。建议在具有较高廓清术水平的医疗中心进行。需要指出的是，这类手术（之前没有盆腔放疗）很少用于初始治疗，仅用于不适合盆腔放疗或既往接受过盆腔放疗后局部进展且不适合进一步放疗的患者。

d 术中放疗（IORT）是指在剖腹手术时对有肿瘤残留风险的瘤床或无法切除的孤立残留病灶进行单次大剂量放疗。尤其适合放疗后复发的病例。IORT 时，可将高危区域内的正常组织移开（如肠道或其他内脏）。通常使用电子线、近距离放疗或微型 X 射线源，可选择不同大小的施源器（与手术定义的高危区域匹配）来限制放疗的面积和深度，避免周围正常组织接受。

e 难治性复发肿瘤患者需要根据个体情况，采取综合的治疗方法，包括临终关怀、疼痛咨询、情绪和精神支持。

f 立体定向放疗（SBRT）是一种允许实施少分次、高剂量分割的聚焦式 EBRT 的放疗方式，可用于某些孤立的转移灶，也可以考虑用于治疗再放疗区域内的局限性病变。

表 11-1 无远处转移的局部复发宫颈癌切除术分类[1]

	肛提肌下型盆腔廓清除术类型比较			肛提肌上型盆腔廓清除术类型比较	
	前盆腔	后盆腔	全盆腔	后盆腔	全盆腔
适应证	盆腔中心复发 适用于部分经过筛选的不适合初始行放疗的 FIGO ⅣA 期患者				
目的	根治				
子宫、输卵管、卵巢	如果仍然存在则切除	如果仍然存在则切除	如果仍然存在则切除	如果仍然存在则切除	如果仍然存在则切除
阴道	切除	切除	切除	切除	切除
膀胱和尿道	切除	切除	切除	切除	切除
直肠	切除	切除	切除	切除	切除
肛门括约肌	切除	切除	切除	保留，如果可以，与结肠吻合	保留，如果可以，与结肠吻合

无远处转移的局部复发宫颈癌切除术分类（续）

	肛提肌下型盆腔廓清除术类型比较			肛提肌上型盆腔廓清除术类型比较	
	前盆腔	后盆腔	全盆腔	后盆腔	全盆腔
泌尿系统重建方案	回肠代膀胱术或可控性尿流改道术	不适用	结肠双腔湿性造口术[2-3]、回肠膀胱术或可控性尿流改道术	不适用	结肠双腔湿性造口术[2-3]、回肠膀胱术或可控性尿流改道术
胃肠系统重建方案	不适用	结肠末端造瘘术	结肠双腔湿性造口术[2]或结肠末端造瘘术	结肠末端造瘘术或吻合术,联合暂时性回肠造口术	结肠双腔湿性造口术[2-3]、结肠末端造瘘术,或吻合术联合暂时性回肠造口术
阴道重建方案	肌皮瓣（腹直肌、股薄肌），或带网膜 J-形瓣的中厚皮片移植				

11.2 远处转移宫颈癌的治疗

远处转移（分层因素）	I 级推荐	II 级推荐	III 级推荐
可考虑局部治疗 [a]			系统治疗 [d] ± 营养与支持治疗、姑息性治疗 [e]
评估局部可手术切除	局部手术切除 ± EBRT[c] + 系统治疗 [d]	局部个体化 EBRT[6-7] ± 近距离放疗 [c] + 系统治疗 [d]	
不可局部切除	局部个体化 EBRT[6-7] ± 近距离放疗 [c] + 系统治疗 [d]		
不适宜局部治疗 [b]	系统治疗 [b, d] ± 营养与支持治疗、姑息性治疗 [e]	系统治疗（二线治疗）[b, d] 或参加临床研究 [f] ± 营养与支持治疗、姑息性治疗 [e]	营养与支持治疗、姑息性治疗 [e]

【注释】

a 无论患者是初治还是复发时出现远处转移，都很难治愈。对于经过高度选择的、具有可局部治疗的孤立性远处转移的患者，采用局部方案的放疗或消融治疗，可能改善生存，例如淋巴结、肺、肝或骨寡转移可能受益于局部治疗。在局部治疗后，可以考虑联合系统治疗。

b 对于出现盆腔外复发或转移的患者，不适宜放疗或廓清术，推荐化疗或最佳支持治疗。对化疗有效的患者，其疼痛和其他症状可明显缓解。但是，对化疗的反应通常持续时间短，生存很少得到改善。

c 放疗原则可参见"中晚期宫颈癌的放（化）疗"及"局部或区域复发中放疗"相关注释。

d 见复发转移宫颈癌的系统治疗。

e 难治性转移性肿瘤患者需要根据个体情况，采取综合的治疗方法，包括临终关怀、疼痛咨询、情绪和精神支持。

f 经过一线系统治疗后失败的患者，无论手术或放疗，预后均不佳。这些患者可以接受系统治疗或最佳支持治疗，鼓励参与临床试验。

11.3 复发或转移性宫颈癌的系统治疗

11.3.1 复发或转移性宫颈癌的系统治疗选择

系统治疗	I 级推荐	II 级推荐	III 级推荐
一线	顺铂 + 紫杉醇 + 贝伐珠单抗 [a][9] 或 卡铂 + 紫杉醇 + 贝伐珠单抗 [a] 或 顺铂 + 紫杉醇 [a] 或 卡铂 + 紫杉醇 （先前用过顺铂）[b]	帕博利珠单抗 + 顺铂 + 紫杉醇 ± 贝伐珠单抗（适用于 PD-L1 阳性肿瘤）[c] 帕博利珠单抗 + 卡铂 + 紫杉醇 ± 贝伐珠单抗（适用于 PD-L1 阳性肿瘤）[c] 拓扑替康（托泊替康）+ 紫杉醇 + 贝伐珠单抗 [b] 拓扑替康 + 紫杉醇 [a] 顺铂 + 拓扑替康 [a]	顺铂 [a] 卡铂 [a] 紫杉醇 [a]

复发或转移性宫颈癌的系统治疗选择（续）

系统治疗	Ⅰ级推荐	Ⅱ级推荐	Ⅲ级推荐
二线		白蛋白结合型紫杉醇 [d] 多西他赛 [d] 吉西他滨 [d] 培美曲塞 [d] 拓扑替康 [d] 帕博利珠单抗（适用于 PD-L1 阳性 或 TMB-H 或 MSI-H/dMMR 的肿瘤）[k, m, o][4-5, 8, 18-19] 卡度尼利单抗 [e, o]（含铂化疗治疗失败的复发或转移性宫颈癌） 赛帕利单抗 [j, o] 参加临床研究 [i]	异环磷酰胺 [d] 丝裂霉素 [d] 氟尿嘧啶 [d] 长春瑞滨 [d] 伊立替康 [d] 斯鲁利单抗 [f, o]（MSI-H 实体瘤） 替雷利珠单抗 [g, o]（MSI-H 或 dMMR 实体瘤） 恩沃利单抗 [h, o]（MSI-H 或 dMMR 实体瘤） 普特利单抗 [r, o]（MSI-H 或 dMMR 实体瘤） Tisotumab vedotin-tftv [p][20] 纳武利尤单抗（适用于 PD-L1 阳性的肿瘤）[l]
其他			塞尔帕替尼（selpercatinib）用于治疗转移性 RET 融合阳性肿瘤 [q] Larotrectinib 或 Entrectinib（适用于 NTRK 基因融合的肿瘤）[n]

a　顺铂＋紫杉醇及卡铂＋紫杉醇是转移性或复发性宫颈癌应用较广泛的化疗方案。GOG-240 研究比较了贝伐珠单抗联合两种化疗方案（顺铂＋紫杉醇＋贝伐珠单抗或拓扑替康＋紫杉醇＋贝伐珠单抗），结果显示接受贝伐珠单抗的患者总生存期有改善。根据此研究结果，2015 年美国食品药品监督管理局（FDA）批准贝伐珠单抗作为紫杉醇和顺铂或拓扑替康联合紫杉醇用于治疗持续性、复发性或转移性宫颈癌。对于不能使用紫杉醇的患者，可采用顺铂＋拓扑替康替代。无铂方案拓扑替康联合紫杉醇可作为无法耐受铂类化疗的患者的选择。不耐受联合化疗者也可考虑单药化疗。

b　基于 GOG240 和 JGOG0505 研究的结果，卡铂＋紫杉醇＋贝伐珠单抗作为复发和转移性宫颈癌的另一治疗推荐方案。卡铂＋紫杉醇作为接受过顺铂治疗的患者首选，而既往未使用过顺铂的患者推荐顺铂联合紫杉醇。

c　2021 年 Keynote-826（NCT03635567）的结果发现在一线治疗的 PD-L1 阳性宫颈癌患者中，与化疗 ± 贝伐珠单抗相比，帕博利珠单抗联合化疗 ± 贝伐珠单抗将患者死亡风险降低了 36%，显著延长总生存期（OS）和 PFS。基于此，美国 FDA 批准了帕博利珠单抗＋化疗 ± 贝伐珠单抗在 PD-L1 阳性（CPS ≥ 1）的复发或转移性宫颈癌的一线治疗。

d　单药治疗有一定缓解率或可以延长 PFS、可以用作二线治疗的药物。

e　国家药品监督管理局（NMPA）批准用于含铂化疗治疗失败的复发或转移性宫颈癌患者。

f　NMPA 批准用于既往经治局部晚期不可切除或转移性高度微卫星不稳型（MSI-H）或错配修

复缺陷型（dMMR）实体瘤成人患者。

g NMPA 批准用于经标准治疗失败后、不可切除、转移性高度微卫星不稳定型（MSI-H）实体瘤患者。

h NMPA 批准用于标准治疗失败的 MSI-H 或 dMMR 晚期结直肠癌、胃癌及其他实体瘤。

i 经过一线系统治疗后失败的患者，再次系统治疗缓解率低。这些患者可以接受系统治疗或最佳支持治疗，还可参与临床试验。鼓励癌症患者参加正规临床试验。

j 赛帕利单抗在 II 期临床研究第一阶段中，41 例复发转移宫颈癌患者的 ORR 达到 26.83%，结果公布于 2020 年 ASCO 及 IGCS 会议，2023 年 NMPA 批准用于既往接受含铂化疗治疗失败的复发或转移性且 PD-L1 表达阳性（CPS≥1）的宫颈癌。

k 基于研究 Keynote-158 宫颈癌队列结果，PD-L1 阳性患者 ORR 为 14.6%，2018 年美国 FDA 批准了帕博利珠单抗在 PD-L1 阳性（CPS ≥ 1）的复发或转移性宫颈癌的治疗。

l Checkmate-358 研究中，纳武利尤单抗单药在 PD-L1 阳性（CPS ≥ 1）的 20 例复发或转移性宫颈癌患者中取得 20% 的 ORR。

m 适用于患有不可切除或转移性、高肿瘤突变负荷（TMB-H，≥10mut/Mb）（采用一种经验证的和 / 或美国 FDA 批准的方法检测）的肿瘤，既往治疗后疾病进展且无其他合适的治疗选择的患者。

n 复发或转移性宫颈肉瘤可考虑进行 *NTRK* 基因融合检测。

o 目前国内针对宫颈癌靶向药物及免疫检查点抑制剂有多项临床研究探索中，缺乏相关高级别研究数据，仍在不断探索。临床实际应用时，须结合患者的一般状况及耐受情况，对化疗及靶向、免疫治疗药物剂量进行适当调整。选择合适的治疗方案时应慎重考虑费用和不良反应。

p 基于一项关键的复发转移宫颈癌 II 期临床试验，tisotumab vedotin 获得了 24% 的客观缓解率（ORR），缓解持续时间（DOR）中位数为 8.3 个月，且安全可控。美国 FDA 已加速批准 tisotumab vedotin-tftv 用于治疗在化疗中或化疗后疾病进展的复发性或转移性宫颈癌成人患者。目前在全球开展宫颈癌二线治疗的Ⅲ期临床研究，中国有多家医院参加。

q 2020 年 5 月获得美国 FDA 批准，2022 年 11 月获 NMPA 批准，用于治疗晚期 *RET* 基因融合阳性甲状腺癌和非小细胞肺癌（NSCLC）成年患者。

r 2022 年 7 月 22 日，普特利单抗注射液正式获 NMPA 批准上市，适应证：用于既往接受一线及以上系统治疗失败的高度微卫星不稳定型（MSI-H）或错配修复缺陷型（dMMR）的晚期实体瘤患者的治疗。

11.3.2　常用晚期、复发转移宫颈癌化疗方案

DDP+ 紫杉醇[11-13, 17]

　　紫杉醇 175mg/m^2，静脉滴注 3h，第 1 天

　　DDP 50mg/m^2，静脉滴注，第 1 天

　　每 3 周重复

拓扑替康 + 紫杉醇[10]

　　紫杉醇 175mg/m^2，静脉滴注 3h，第 1 天

　　拓扑替康 0.75mg/m^2，静脉滴注，第 1~3 天

　　每 3 周重复

常用晚期、复发转移宫颈癌化疗方案（续）

卡铂 + 紫杉醇 [12-13, 15-16]

紫杉醇 175mg/m², 静脉滴注 3h, 第 1 天

卡铂 AUC=5~6, 静脉滴注 1~3h, 第 1 天

每 3 周重复

顺铂 + 拓扑替康 [10, 14]

DDP 50mg/m², 静脉滴注, 第 1 天

拓扑替康 0.75mg/m², 静脉滴注, 第 1~3 天

每 3 周重复

注：常用的联合化疗方案如上，NCCN 推荐的一线系统治疗还包括化疗联合靶向治疗，GOG240 研究中贝伐珠单抗联合化疗时采用的是 15mg/kg，每 3 周一次，静脉给药。值得注意的是，目前尚无国内数据。临床实际应用时，须结合患者的一般状况及耐受情况，对化疗及靶向药物剂量进行适当调整。

参考文献

[1] CIBULA D, ABU-RUSTUM NR, BENEDETTI-PANICI P, et al. New classification system of radical hysterectomy: Emphasis on a three-dimensional anatomic template for parametrial resection. Gynecol

Oncol, 2011, 122 (2): 264-268.

[2] BACKES FJ, TIERNEY BJ, EISENHAUER EL, et al. Complications after double-barreled wet colostomy compared to separate urinary and fecal diversion during pelvic exenteration: Time to change back?. Gynecol Oncol, 2013, 128 (1): 60-64.

[3] MACRÌ A. Modified double-barrelled wet colostomy after total pelvic exenteration. Updates Surg, 2017, 69 (4): 545-548.

[4] FRENEL JS, LE TOURNEAU C, O'NEIL B, et al. Safety and efficacy of pembrolizumab in advanced, programmed death ligand 1-positive cervical cancer: Results from the phase Ⅰb KEYNOTE-028 trial. J Clin Oncol, 2017, 35 (36): 4035-4041.

[5] CHUNG HC, ROS W, DELORD JP, et al. Efficacy and safety of pembrolizumab in previously treated advanced cervical cancer: Results from the phase Ⅱ KEYNOTE-158 study. J Clin Oncol, 2019, 37 (17): 1470-1478.

[6] PERKINS V, MOORE K, VESELY S, et al. Incorporation of whole pelvic radiation into treatment of stage ⅣB cervical cancer: A novel treatment strategy. Gynecol Oncol, 2020, 156 (1): 100-110.

[7] PALMA DA, OLSON R, HARROW S, et al. Stereotactic ablative radiotherapy versus standard of care palliative treatment in patients with oligometastatic cancers (SABR-COMET): A randomised, phase 2, open-label trial. Lancet, 2019, 393 (10185): 2051-2058.

[8] COLOMBO N, DUBOT C, LORUSSO D, et al. Pembrolizumab for persistent, recurrent, or metastatic cervical cancer. N Engl J Med, 2021, 385 (20): 1856-1867.

[9] TEWARI KS, SILL MW, LONG HJ 3rd, et al. Improved survival with bevacizumab in advanced cervical cancer. N Engl J Med, 2014, 370 (8): 734-743.

[10] MONK BJ, SILL MW, MCMEEKIN DS, et al. Phase Ⅲ trial of four cisplatin-containing doublet combinations in stage ⅣB, recurrent, or persistent cervical carcinoma: A Gynecologic Oncology Group study. J Clin

Oncol, 2009, 27 (28): 4649-4655.

[11] MOORE DH, BLESSING JA, MCQUELLON RP, et al. Phase Ⅲ study of cisplatin with or without paclitaxel in stage ⅣB, recurrent, or persistent squamous cell carcinoma of the cervix: A gynecologic oncology group study. J Clin Oncol, 2004, 22 (15): 3113-3119.

[12] MOORE KN, HERZOG TJ, LEWIN S, et al. A comparison of cisplatin/paclitaxel and carboplatin/paclitaxel in stage ⅣB, recurrent or persistent cervical cancer. Gynecol Oncol, 2007, 105 (2): 299-303.

[13] KITAGAWA R, KATSUMATA N, SHIBATA T, et al. Paclitaxel plus carboplatin versus paclitaxel plus cisplatin in metastatic or recurrent cervical cancer: The open-label randomized phase Ⅲ trial JCOG0505. J Clin Oncol, 2015, 33 (19): 2129-2135.

[14] LONG HJ 3rd, BUNDY BN, GRENDYS EC, et al. Randomized phase Ⅲ trial of cisplatin with or without topotecan in carcinoma of the uterine cervix: A Gynecologic Oncology Group Study. J Clin Oncol, 2005, 23 (21): 4626-4633.

[15] WEISS GR, GREEN S, HANNIGAN EV, et al. A phase Ⅱ trial of carboplatin for recurrent or metastatic squamous carcinoma of the uterine cervix: A Southwest Oncology Group study. Gynecol Oncol, 1990, 39 (3): 332-336.

[16] TINKER AV, BHAGAT K, SWENERTON KD, et al. Carboplatin and paclitaxel for advanced and recurrent cervical carcinoma: The British Columbia Cancer Agency experience. Gynecol Oncol, 2005, 98 (1): 54-58.

[17] MCGUIRE WP, BLESSING JA, MOORE D, et al. Paclitaxel has moderate activity in squamous cervix cancer: A Gynecologic Oncology Group study. J Clin Oncol, 1996, 14 (3): 792-795.

[18] MARABELLE A, LE DT, ASCIERTO PA, et al. Efficacy of pembrolizumab in patients with noncolorectal high microsatellite instability/mismatch repair-deficient cancer: Results from the phase Ⅱ KEYNOTE-158 study. J Clin Oncol, 2020, 38 (1): 1-10.

[19] MERINO DM, MCSHANE LM, FABRIZIO D, et al. Establishing guidelines to harmonize tumor mutational burden (TMB): In silico assessment of variation in TMB quantification across diagnostic platforms: Phase Ⅰ of the

Friends of Cancer Research TMB Harmonization Project. J Immunother Cancer, 2020, 8 (1): e000147.

[20] COLEMAN RL, LORUSSO D, GENNIGENS C, et al. Efficacy and safety of tisotumab vedotin in previously treated recurrent or metastatic cervical cancer (innovaTV 204/GOG-3023/ENGOT-cx6): A multicentre, open-label, single-arm, phase 2 study. Lancet Oncol, 2021, 22 (5): 609-619.

12　宫颈癌随访

期别		I 级推荐		II 级推荐	III 级推荐
		频次[a]	随访内容	随访内容及频次	
FIGO I 期（T₁N₀₋₁M₀）	保留生育功能	治疗结束后 2 年内每 3~6 个月一次，3~5 年每 6~12 个月一次，5 年后每年一次。	1. 病史询问、体格检查、血液学检测[b]、健康宣教[c] 2. 在手术后 6 个月进行一次盆腔 MRI[d] 检查，然后每年一次盆腔 MRI 检查持续 2~3 年；根据复发转移的相关临床症状及体征选择其他影像学检查	1. 宫颈及阴道细胞学检查（TCT）：每年一次 2. 既往高危 HPV 阳性者复诊时行 HPV 检测 3. 宫颈和 / 或阴道细胞学异常，或 HPV16（+）和 / 或 HPV18（+）者行阴道镜检查 + 活检 4. 治疗前 SCC-Ag、细胞角蛋白、CA199、CEA、CA125、NSE 等肿瘤标志物升高者复诊时复查	
	不保留生育功能		1. 病史询问、体格检查、血液学检测[b]、健康宣教[c] 2. 根据复发转移相关的临床症状及体征选择影像学检查 3. FIGO I B3 患者或因高危因素需行术后放疗或同步放化疗的 FIGO I 患者，可以在治疗结束后 3~6 个月内进行一次胸、腹、盆腔 CT/ 必要时 PET/CT 检查		

期别	I 级推荐		II 级推荐	III 级推荐
	频次 [a]	随访内容	随访内容及频次	
FIGO II～IVA（$T_{2\sim4a}N_{0\sim1}M_{0\sim1}$）		1. 病史询问、体格检查、血液学检测 [b]、健康宣教 [c] 2. 治疗结束后 3～6 个月内进行一次胸、腹、盆腔 CT/ 必要时 PET/CT ± 盆腔 MRI 3. 根据复发转移的相关临床症状及体征选择其他影像学检查	5. 超声检查：双下肢肿胀者可行双下肢静脉超声检查排除静脉血栓 6. 复查结果异常者可增加复查频次	
FIGO IVB（$T_{4b}N_{0\sim1}M_1$）或复发患者		1. 病史询问、体格检查、血液学检测 [b]、健康宣教 [c]； 2. 根据病情可选择 CT/MRI/ 必要时 PET/CT 评估治疗疗效或决定进一步治疗方案； 3. 可疑复发或转移：PET/CT ± 盆腔 MRI		
小细胞神经内分泌癌		1. 病史询问、体格检查、血液学检测 [b]、健康宣教 [c] 2. 胸、腹、盆腔 CT 检查 ± 头颅 MRI，或 PET/CT ± 头颅 MRI		

【注释】[1-9]

a 随访的频率基于患者的复发风险及个人意愿，治疗结束后 2 年内：高风险患者每 3 个月一次，低风险患者每 6 个月一次。风险因素包括淋巴结阳性、切缘阳性、宫旁阳性及 LSVI、肿瘤大小、宫颈间质浸润深度达到建议盆腔体外放疗的 Sedlis 标准。

b 血液学检查：全血细胞学检测、肝肾功能等。

c 健康宣教：疾病可能复发的症状体征（异常阴道出血，消瘦，食欲下降，盆腔、臀部、腰、背、腿痛，持续咳嗽等症状，盆腔、腹部新增包块，异常增大淋巴结等体征），定期自我检查，健康生活方式，减肥，戒烟，营养咨询，体育锻炼，治疗后潜在远期并发症，性健康（阴道扩张器使用，阴道润滑剂，激素替代治疗）。

d 有条件者建议行增强 MRI、CT 检查。

参考文献

[1] SALANI R, KHANNA N, FRIMER M, et al. An update on post-treatment surveillance and diagnosis of recurrence in women with gynecologic malignancies: Society of Gynecologic Oncology (SGO) recommendations. Gynecol Oncol, 2017, 146 (1): 3-10.

[2] ATRI M, ZHANG Z, DEHDASHTI F, et al. Utility of PET-CT to evaluate retroperitoneal lymph node metastasis in advanced cervical cancer: Results of ACRIN6671/GOG0233 trial. Gynecol Oncol, 2016, 142 (3): 413-419.

[3] RAJENDRAN JG, GREER BE. Expanding role of positron emission tomography in cancer of the uterine cervix. J

Natl Compr Canc Netw, 2006, 4 (5): 463-469.

[4] LAKHMAN Y, AKIN O, PARK KJ, et al. Stage I B1 cervical cancer: role of preoperative MR imaging in selection of patients for fertility-sparing radical trachelectomy. Radiology, 2013, 269 (1): 149-158.

[5] ELIT L, READE CJ. Recommendations for follow-up care for gynecologic cancer survivors. Obstet Gynecol, 2015, 126 (6): 1207-1214.

[6] SALA E, ROCKALL AG, FREEMAN SJ, et al. The added role of MR imaging in treatment stratification of patients with gynecologic malignancies: What the radiologist needs to know. Radiology, 2013, 266 (3): 717-740.

[7] MANGANARO L, LAKHMAN Y, BHARWANI N, et al. Staging, recurrence and follow-up of uterine cervical cancer using MRI: Updated Guidelines of the European Society of Urogenital Radiology after revised FIGO staging 2018. Eur Radiol, 2021, 31 (10): 7802-7816.

[8] SALA E, MICCO M, BURGER IA, et al. Complementary prognostic value of pelvic magnetic resonance imaging and whole-body fluorodeoxyglucose positron tomography/computed tomography in the pretreatment assessment of patients with cervical cancer. Int J Gynecol Cancer, 2015, 25 (8): 1461-1467.

[9] BHATLA N, BEREK JS, CUELLO FREDES M, et al. Revised FIGO staging for carcinoma of the cervix uteri. Int J Gynaecol Obstet, 2019, 145 (1): 129-135.

宫颈癌随访